RESPONSABILIDADE
CURATIVA

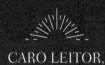

CARO LEITOR,
Queremos saber sua opinião sobre nossos livros.
Após a leitura, curta-nos no facebook.com/editoragentebr,
siga-nos no Twitter @EditoraGente, no Instagram
@editoragente e visite-nos no site
www.editoragente.com.br.
Cadastre-se e contribua
com sugestões, críticas
ou elogios.

REBECA VIRGÍNIA

RESPONSABILIDADE CURATIVA

Como a Física Quântica, a Epigenética,
a Medicina Holística e as Constelações Familiares
podem ajudar você a construir uma vida saudável

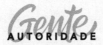

Diretora
Rosely Boschini

Editora
Franciane Batagin Ribeiro

Assistente Editorial
Alanne Maria

Produção Gráfica
Fábio Esteves

Preparação
Amanda Oliveira

Capa
Marcela Badolatto

Projeto Gráfico
Marcela Badolatto

Diagramação
Linea Editora

Revisão
Andréa Bruno e Elisa Martins

Impressão
Edições Loyola

Copyright © 2021 by Rebeca Virgínia
Todos os direitos desta edição
são reservados à Editora Gente.
Rua Original, 141/143 – Sumarezinho
São Paulo, SP– CEP 05435-050
Telefone: (11) 3670-2500
Site: www.editoragente.com.br
E-mail: gente@editoragente.com.br

DADOS INTERNACIONAIS DE CATALOGAÇÃO NA PUBLICAÇÃO (CIP)
Angélica Ilacqua CRB-8/7057

Virgínia, Rebeca
   Responsabilidade curativa: como a Física Quântica, a Epigenética, a
Medicina Holística e as Constelações Familiares podem ajudar você a construir
uma vida saudável / Rebeca Virgínia. - São Paulo: Gente Autoridade, 2021.
   192 p.

   ISBN 978-65-88523-18-6

   1. Desenvolvimento pessoal 2. Vida saudável I. Título

21-2248   CDD 158.1

Índice para catálogo sistemático:
1. Desenvolvimento pessoal

Conheci Rebeca Virgínia no IV Simpósio Internacional de Saúde Quântica e Qualidade de Vida que organizei em Brasília, em 2015. Foi incrível como ela assimilou muito rápido a mensagem do Paradigma Quântico, promovendo curas em sua vida. Fico feliz que este livro propagará esse conhecimento para aqueles em busca de autoconhecimento e autocura.

Wallace Lima, autor best-seller e
pesquisador da Saúde Quântica

NOTA DA PUBLISHER

A jornada que você está prestes a embarcar é um mergulho por meio do olhar de quem esteve de coração aberto em todas as fases da vida, compartilhando como transformou um momento de adversidade em uma oportunidade para iniciar uma caminhada de autoconhecimento a partir de saberes holísticos que valorizam o sentir do corpo e da mente.

Rebeca Virgínia, autora e conhecedora de terapias integrativas, é uma mulher cujas transformações nunca lhe causaram medo. Ao acompanhar o nascimento deste livro, presenciei também o trabalho dedicado e corajoso de uma escritora que pensa, em todas as situações, no melhor para o leitor.

Aqui, você encontrará o vasto conhecimento de uma engenheira de longa data cujas reflexões recusam qualquer obviedade. Encontrará um trabalho primoroso de estudo, pesquisa e análise. Rebeca mergulhou no mundo da Física Quântica e de outras teorias tão importantes para reinventar a sua relação com a saúde e, hoje, ela é essa figura respeitada e que guia outros no caminho da cura.

Por tudo isso, acredito que Rebeca Virgínia entregou nesta obra o que tem de melhor: seu conhecimento, resultado de muito estudo, e um texto em que o outro é visto e valorizado. *Responsabilidade curativa* traz de modo tangível e bem fundamentado caminhos para se apoderar de processos de cura a partir do resultado de um grande passo dado por quem experienciou a transformação de olhar para si e para o mundo de outra forma.

Convido todos a conhecerem este livro e a embarcarem nesta jornada. Tenho certeza: o impacto será estrondoso. Boa leitura!

Rosely Boschini
CEO e Publisher da Editora Gente

DEDICATÓRIA

Aos meus pais, *in memoriam*,
Maria Ivonilde Mendes Carneiro e Francisco
Aguiar Carneiro, pela vida e pelo exemplo.
Aos meus filhos, Aloísio e Leonardo,
por terem me proporcionado o
exercício da maternidade.
Ao meu neto Rafael, semente de
liberdade e expansão da consciência.

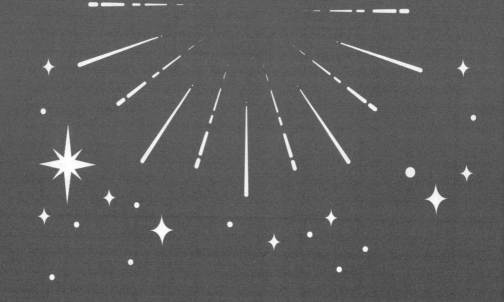

AGRADECIMENTOS

Agradeço às doenças. Elas me despertaram para uma reflexão sobre a exclusividade da minha responsabilidade sobre quem sou e me desafiaram a superar traumas pessoais, modelos culturais e crenças ultrapassadas que estavam protegidas por uma narrativa que não me servia mais.

Minha gratidão aos cientistas, aos pesquisadores e aos profissionais que se dedicaram e disponibilizaram seus conhecimentos para a saúde e para a evolução da humanidade.

Meu profundo reconhecimento aos colegas do grupo de leitura que, com seus instigantes comentários e suas brilhantes aulas de arte literária, me estimularam o hábito da leitura e me encorajaram a enfrentar o desafio da escrita.

Reverencio todos os sistemas nos quais tive o privilégio de participar como representante em suas dinâmicas de Constelação Familiar.

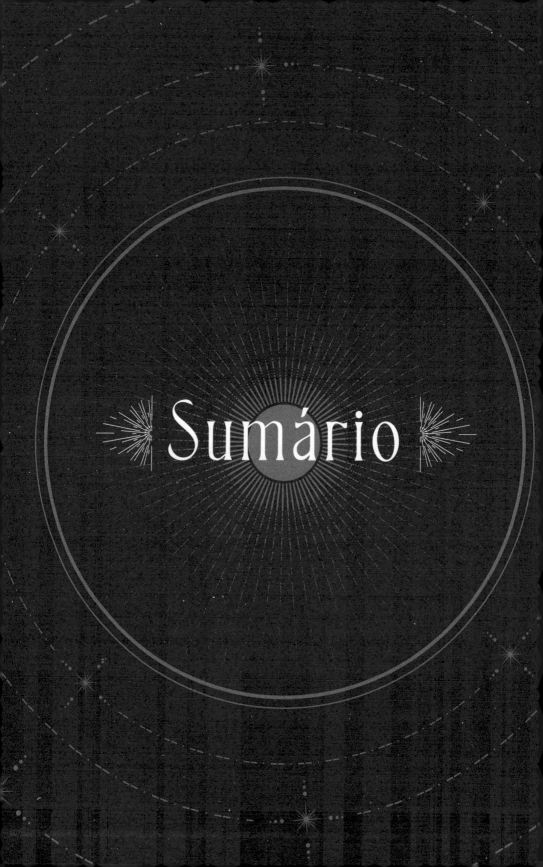

Sumário

PREFÁCIO DE ROBERTO SHINYASHIKI ✦ 17 ✦

INTRODUÇÃO ✦ 25 ✦

CAPÍTULO 1   Como essa aventura começou ✦ 33 ✦

CAPÍTULO 2   Fundamentos ✦ 43 ✦

CAPÍTULO 3   Cérebro, mente e consciência ✦ 55 ✦

CAPÍTULO 4   Coração e cérebro ✦ 67 ✦

CAPÍTULO 5   O corpo, esse ilusionista ✦ 77 ✦

CAPÍTULO 6   A doença é outra coisa ✦ 99 ✦

CAPÍTULO 7   Memórias ✦ 113 ✦

CAPÍTULO 8   A Nova Medicina Germânica ✦ 147 ✦

CAPÍTULO 9   Fé quântica ✦ 155 ✦

CAPÍTULO 10   Meditação ✦ 165 ✦

CAPÍTULO 11   Terapias energéticas ✦ 175 ✦

CAPÍTULO 12   Assumindo o controle ✦ 183 ✦

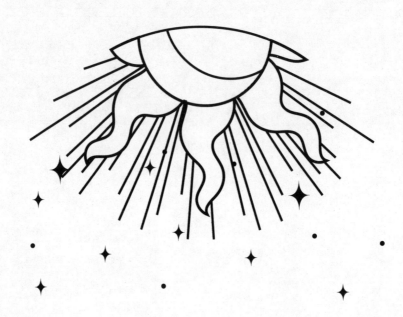

SABEDORIA PARA O BEM VIVER NA PALAVRA DOS MESTRES

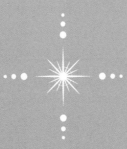

"A consciência, e não a matéria, é fundamental."
(AMIT GOSWAMI)

"Se você quer conhecer os segredos do universo, pense em termos de energia, frequência e vibração."
(NIKOLA TESLA)

"Não somos um sujeito. Somos um verbo: presente, passado e futuro."
(DEEPAK CHOPRA)

"O momento em que você muda a sua percepção é o momento em que você reescreve a química do seu corpo."
(BRUCE LIPTON)

"Tudo aquilo que o homem ignora não existe para ele. Por isso o universo de cada um se resume ao tamanho do seu saber."
(ALBERT EINSTEIN)

"Devo rasgar o véu que encobre os segredos da minha alma e iluminar todos os recantos de meu coração."
(KHALIL GIBRAN)

"Então, o que fazemos e pensamos em nossas vidas reveste-se de extrema importância, já que afeta tudo com que estamos conectados."
(DALAI-LAMA)

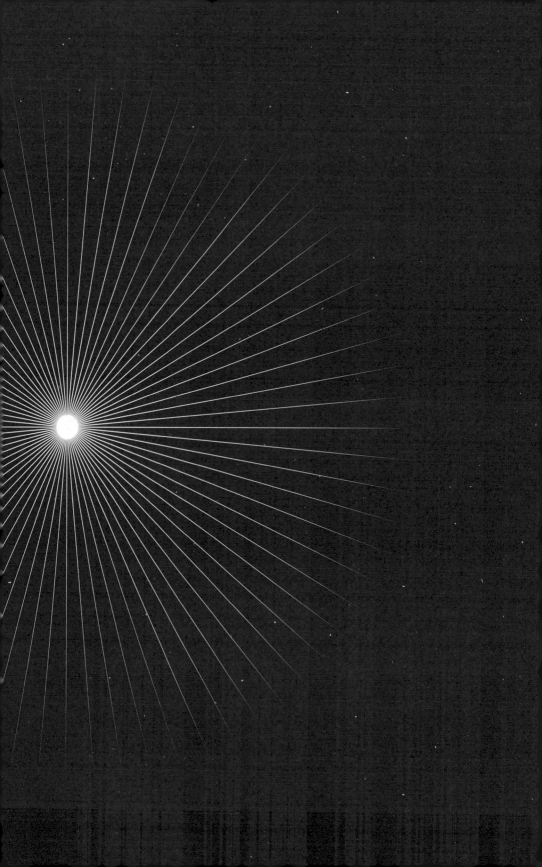

PREFÁCIO

DE ROBERTO SHINYASHIKI

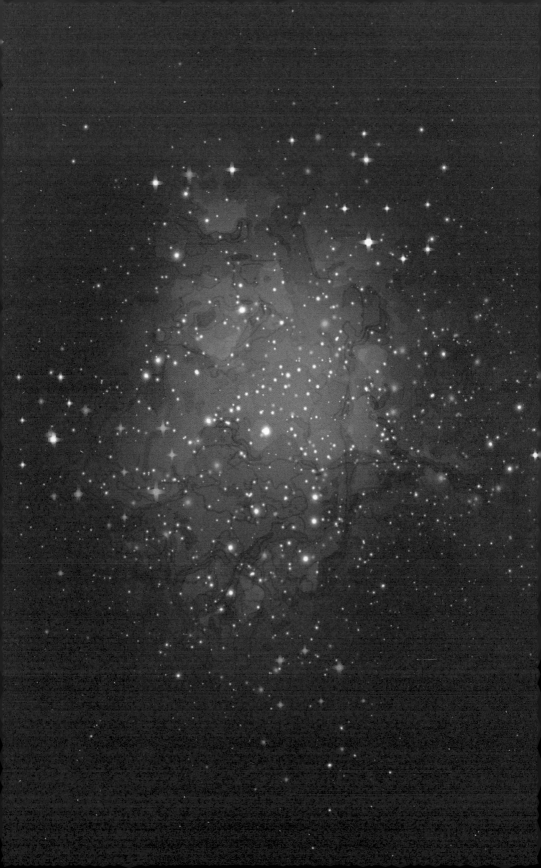

Tenho certeza de que você, assim como eu, vai entender que colocar um band-aid em sua doença só vai piorá-la. Não importa se você é um jovem com um corpo que consegue digerir melhor emoções, pensamentos e comidas, ou um cidadão depois de seus 90 anos.

É muito importante que você conheça a sua saúde e esse livro será como um despertador, pois dará instrumentos para que você faça a mudança fundamental para quem quer viver saudável, uma mudança no estilo de vida, no estilo de alimentação, na sua maneira de pensar e entender a vida, em sua inteligência emocional para que você aproveite o dom e o presente da existência.

Há alguns anos tive uma alergia que se manifestava como uma urticária. Procurei minha dermatologista com a esperança ou com a certeza de que um tratamento rápido seria a solução dessa alergia. Com o tempo, percebi que aquela alergia não havia sido curada e tive que tomar corticoides. Cada vez mais me vi dependente deles, cada vez mais os médicos pediam exames um atrás do outro e me dei conta de que a ideia dos médicos era curar a urticária com os remédios, só que eles cada vez mais produziam efeitos colaterais. Fui me dando conta de que aquela alergia era fruto de muitos anos tomando remédios para dor quando tinha dores de cabeça. Estava também comendo mal e percebi que o corpo estava mandando a conta de todos esses anos de agressão.

É muito importante que tenhamos outra visão sobre a doença. Hoje sei que a nossa saúde não é fruto de medicações, de consultas médicas. A saúde é responsabilidade nossa de conhecer como funcionamos. Ninguém consegue enganar o corpo, mas é importante termos a dimensão das nossas emoções e pensamentos. Afinal de contas, quando uma pessoa está com azia, ela pode tomar um antiácido, porém a preocupação, a mágoa e o sentimento de ressentimento vão produzir acidez o tempo todo, por isso os indianos dizem que, para entendermos a nossa saúde hoje, precisamos entender o nosso estado emocional de ontem. É muito importante conhecermos mais sobre o nosso corpo físico e energético, entendendo a interação de corpo, mente e consciência para identificar as possíveis causas relacionadas às origens das doenças e procurar profissionais que, além de tratá-las, entenderão as origens delas. Hipócrates, pai da Medicina moderna, dizia que não vamos curar as doenças sem curar as causas. É fundamental você assumir a responsabilidade por sua saúde.

Para ajudar você a se apoderar da sua saúde, você encontrará em *Responsabilidade curativa*, livro necessário de Rebeca Virgínia, como se aprofundar em seu corpo físico e energético; como usar o conhecimento da mente e consciência para ajudar os profissionais que cuidam da sua saúde; como identificar as questões que o afligem e, sobretudo, como se responsabilizar pela sua cura.

Rebeca tem experiência no tema, porque ela passou por um diagnóstico, por uma situação de doença, que fez com que ela estudasse a mente humana, que ela estudasse o ativismo quântico, que ela passasse a orientar pessoas sobre o tema saúde. Nós precisamos olhar a saúde. Os cientistas falam muito sobre o porquê uma pessoa morreu

Prefácio

de covid, mas precisamos estudar porque tantas pessoas estiveram na mesma casa em contato e não pegaram a doença e porque pessoas de 100 anos foram internadas e saíram vivas. É importante que você conheça os mecanismos da saúde.

Dedicada, Rebeca Virgínia se debruçou sobre as inúmeras pesquisas que envolvem terapias integrativas e estudou com afinco a Psicologia Analítica Junguiana. É uma engenheira que, aos 75 anos, decidiu se reinventar e criar uma relação sólida com conhecimentos capazes de mudar o curso de nossas vidas. Rebeca é mais do que uma multiplicadora dos estudos quânticos, de Constelações Familiares, da Epigenética e da Medicina Holística, ela é uma multiplicadora de rituais de autoconhecimento e autocura.

É uma leitura necessária e espero que você a aproveite tanto quanto eu aproveitei! Boa jornada.

Roberto Shinyashiki

A Física Clássica explica como objetos maiores que átomos e partículas subatômicas se comportam, enquanto a Física Quântica explica como coisas ainda menores se comportam.

A Física Quântica é o idioma para a compreensão da nossa existência.

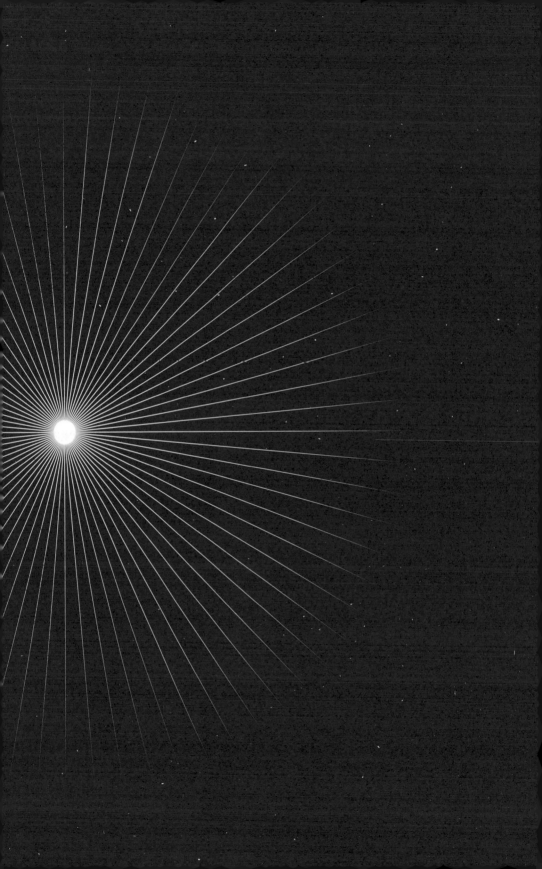

INTRODUÇÃO

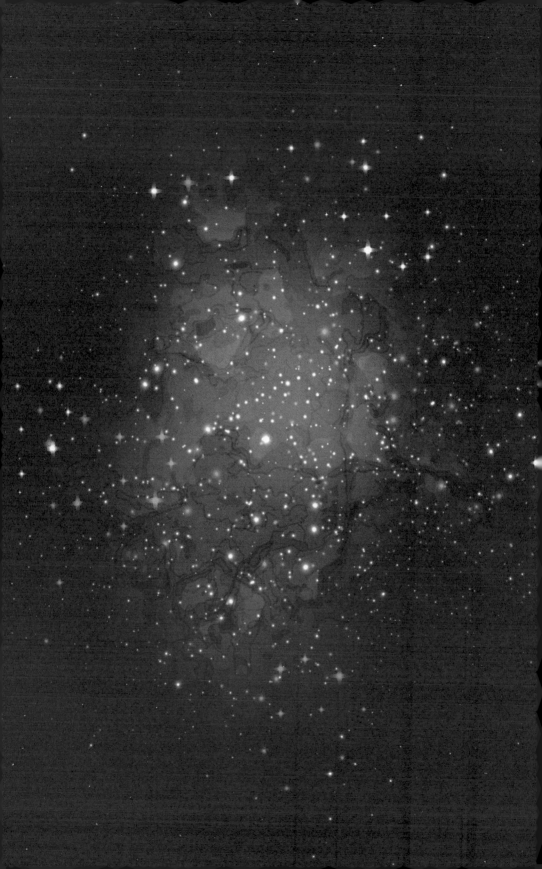

Em 2015, prestes a completar 70 anos, de repente me percebi envolvida com importantes mudanças na minha vida pessoal: fechando o ciclo de uma dinâmica e vitoriosa carreira profissional, com o processo de aposentadoria em andamento e, até então, com uma excelente e invejável saúde, me vi tomada por uma série de sintomas preocupantes. Nunca dei muita bola para doenças, mas dessa vez era sério e não pude desconsiderar.

Prontifiquei-me a estudar e pesquisar questões de saúde diagnosticadas, e as alternativas me levaram, em um primeiro momento, aos estudos da psicologia analítica, da Física Quântica e do pensamento sistêmico. Como consequência, focada no que acredito ser a melhor opção para uma vida plena, passei a me dedicar literalmente de corpo e alma à saúde, à expansão da consciência e à espiritualidade. Decidi, assim, assumir a responsabilidade pelo controle da minha própria cura.

Ao longo desses anos, tenho entendido e percebido que viver em um ambiente multiverso, com dimensões vibracionais distintas, mais do que instigante e desafiador, pode ser também positivamente transformador se eu me permitir conhecer, acolher e rever paradigmas.

As experiências vividas e os conhecimentos adquiridos nesses estudos e pesquisas me proporcionaram a reconexão com a essência de quem eu sou. Estar conectada com o meu eu foi a chave que me permitiu o acesso às informações que precisava aprender para perceber o meu potencial, confiar e assumir o controle da minha própria vida.

O segundo passo foi investigar e inventariar os meus talentos, identificar as minhas competências e capacidades e buscar novos conhecimentos para ressignificar as minhas fraquezas. Em seguida, procurei conhecer o meu propósito, a minha missão nesta existência. Sabendo quem EU SOU, qual o meu potencial, ou seja, o que EU POSSO, assumi a minha específica e indelegável gestão para EU REALIZAR e TER SUCESSO. Com o propósito definido, passei a exercer as funções e habilidades requeridas para que eu pudesse experienciar a vida consciente e holisticamente plena.

Essa foi a minha trajetória de autoconhecimento e, agora, o meu propósito é despertar em outras pessoas suas autonomias autocurativas e mostrar que é fundamental se capacitar para ter o controle do seu processo de cura, de expansão da consciência e do exercício da espiritualidade. Não estou dizendo que é preciso ingressar nessa jornada sozinho, mas, ao assumir o comando, você saberá pedir e receber ajuda. Isso é diferente de se tornar refém da ajuda alheia.

Os temas apresentados neste livro são uma compilação de meus estudos feitos desde 2015, quando me dediquei aos assuntos aqui tratados a partir de publicações de diversos autores, vídeos, palestras, cursos, experiências pessoais, casos observados entre pessoas do meu convívio social e depoimentos espontaneamente compartilhados em palestras e workshops em que atuei como facilitadora. Não sou, portanto, autora das teorias, das teses científicas ou dos métodos utilizados nos diagnósticos e terapias citados. No entanto, pretendo apresentar algumas das diversas abordagens das possíveis causas do adoecimento e dos respectivos processos de cura e compartilhar ferramentas que certamente poderão ajudá-lo a assumir a

Introdução

gestão. Procuro cuidadosamente alcançar simplicidade e leveza na linguagem, desenvolvendo cada tema de uma forma que possa ser compreensível e interessante tanto para os que já têm algum conhecimento como para aqueles que estão começando a se interessar pelos assuntos referidos.

Boa parte desses conhecimentos foi adquirida em uma época em que eu não tinha a mínima ideia de que algum dia iria escrever um livro sobre esses temas e, portanto, não tive o cuidado de anotar todas as fontes. Por isso, optei por apresentar o conteúdo de modo semelhante ao disponível nas diferentes fontes, citando as referências de pesquisas recentes, mais reconhecidas e com eficácia comprovada, cujas fontes foram possíveis de serem resgatadas.

Para que eu possa compartilhar os aprendizados e experiências que adquiri, proponho que você embarque comigo nessa aventura. Faça o *check-in* em uma jornada de transformação que começa com o autoconhecimento, identificando e reavaliando crenças limitantes e se permitindo o novo.

Permita-me guiar você em uma viagem cultural e criativa por mundos multiversos, na qual aprenderá a desenhar seu próprio mapa, traçar seu próprio roteiro, considerar novas atitudes para uma vida mais saudável e plena, escrever e reescrever sua própria jornada em uma atmosfera de compreensão holística, ampla em conhecimentos e descobertas que despertarão novos paradigmas, autônomos e transformadores, em relação à maneira como você pensa e se relaciona consigo e com os outros.

Quando nos familiarizamos com esses conhecimentos, ampliamos nossa capacidade de expandir a consciência de modo a entender fenômenos antes desvalorizados ou considerados místicos, mas hoje explicados e fundamentados pela ciência quântica. Procuro exemplos práticos do cotidiano para rever e validar minhas observações e conclusões todos os dias e, com o propósito de poder ajudar mais pessoas, foi inevitável render-me à tentação de compartilhar tudo o que aprendi.

Quem deseja aprimorar o autoconhecimento e perceber seu potencial na gestão da própria saúde e da expansão da consciência certamente se beneficiará deste conteúdo. No entanto, alerto: é necessário que se abstenha de tentar dar uso terapêutico a si e a terceiros sem a específica formação acadêmica devidamente reconhecida. Como o rabino Nilton Bonder afirma em seu livro *O sagrado*, "não ser mais nem menos é uma potência inigualável. Ninguém é mais poderoso do que aquele que se é plenamente, não permitindo que sua insegurança lhe impeça de ocupar seus espaços e que sua arrogância fantasie jurisdições que não lhe competem".[1]

O desafio é despertar as extraordinárias habilidades de autocura e autogestão que estão dentro de cada um de nós, permitindo que nos apoderemos da liderança da nossa jornada, até mesmo nas situações mais adversas, da atual passagem por este planeta. Não espere encontrar fórmulas prontas, passo a passo ou roteiros definidos. Somos únicos. Cada leitor tem sua história e encontrará o próprio método, o próprio caminho, tendo o cuidado para não ficar preso a ele.

Será uma jornada transformadora passando por mares nunca dantes navegados, enfrentando momentos de tormenta com dilemas e descrenças, de tempestades com a negação e a rejeição, e de calmaria de céu de brigadeiro com o entendimento e o acolhimento. Vamos navegar pelo que você pensa conhecer sobre si e sobre o seu relacionamento com o seu próprio corpo, com a sua energia, a do planeta e a do universo.

---

1. BONDER, N. **O sagrado**. Rio de Janeiro: Rocco, 2012. p. 23.

Introdução

O roteiro estimula o viajante a vencer a alienação que o mantém desconhecido de si mesmo e a se dedicar a um processo de exploração do próprio corpo, da mente, da consciência e da sua história. O objetivo é que você se apodere de suas possibilidades de compreensão de si adquirindo confiança e segurança para exercer com tranquilidade e competência a autogestão. Estou lhe oferecendo uma oportunidade imperdível de ser você mesmo o viajante, o agente e o guia de viagem.

Dediquei-me a fazer o meu melhor para honrá-lo, para apresentar possibilidades que o capacitem a ser não só o ator, mas também o autor, o roteirista e o diretor do espetáculo da sua vida – para que assuma a participação determinante na construção de uma existência autêntica, aventureira e edificante, com propósitos evolutivos livres das crenças limitantes, das toxicidades e dos traumas. Somos mais do que nos contaram e muito mais do que jamais imaginamos. E, ao final, estarei na plateia aplaudindo-o.

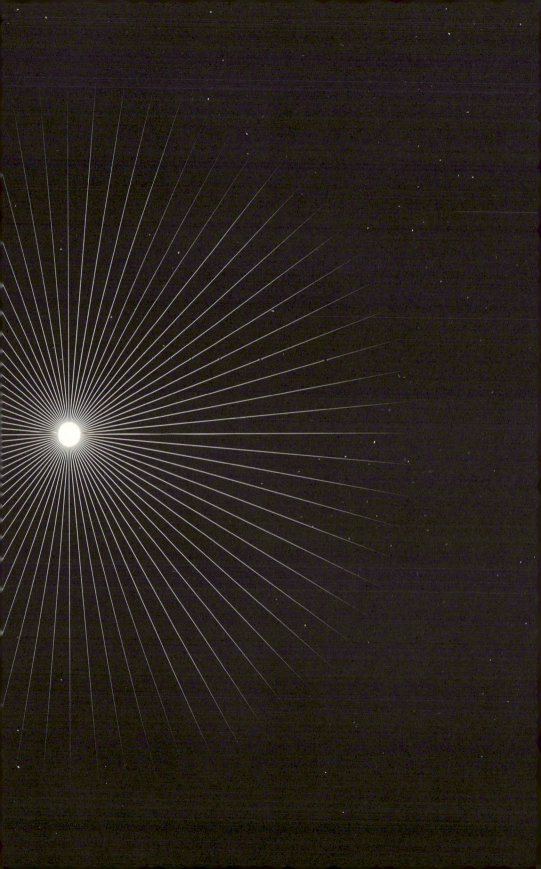

CAPÍTULO 1

Como essa aventura começou

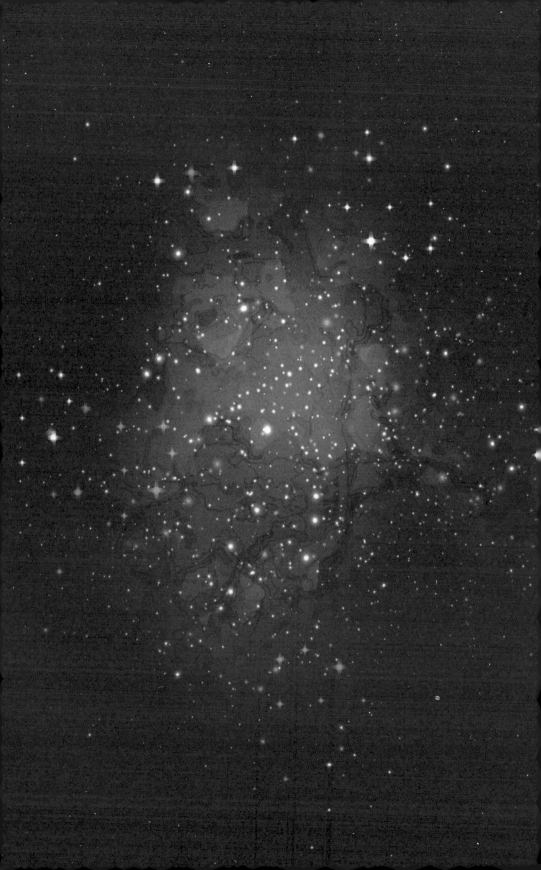

A credito que contar um pouco sobre mim e sobre como tudo começou deve instigar a sua curiosidade e encorajá-lo a continuar esta leitura. Comecei a escrever este livro em maio de 2020 após anos estudando esses temas e colocando-os em prática na minha vida.

Em dezembro de 2021, completo 75 anos. Minha estatura e peso estão dentro dos padrões para a minha idade. Desde que meu segundo filho nasceu, há quarenta e seis anos, pratico atividade física regularmente. Atualmente dou preferência a caminhadas sob o sol da manhã, exercícios leves com equipamentos de academia e à prática de yoga. Sou vegetariana e pratico meditação desde 2015.

A minha farmácia é muito modesta. A tireoide é um pouco preguiçosa e tomo um pequeno comprimido branco ao me levantar. Em tempos de pandemia da covid-19, como prevenção, na hora do almoço, tomo vitamina D, magnésio e zinco. A qualquer hora durante o dia, pingo na língua cinco gotas de um remédio de homeopatia que não sei exatamente como atua, mas, segundo o médico, é o meu remédio preventivo pessoal, que abrange o complexo psico-orgânico, aumentando minha imunidade. Também, por ainda não me sentir segura em desistir da reposição hormonal, passo um gel nos braços antes de dormir.

RESPONSABILIDADE CURATIVA

Como já relatei na introdução deste livro, em 2015, prestes a completar 70 anos, me percebi envolvida em importantes mudanças na minha vida pessoal e profissional. Apesar de sempre contar com uma excelente saúde, comecei a ter uma série de sintomas preocupantes. Nunca dei muita bola para doenças durante a vida, mas dessa vez parecia ser muito sério e não consegui continuar a ignorar os sinais.

Ao fazer o *check-up* anual e os exames ginecológicos de rotina, fui diagnosticada com um nódulo na tireoide e uma pedra no rim esquerdo. A recomendação era fazer uma punção na glândula e consultar um nefrologista sobre a tal pedra. Na consulta de retorno para a apresentação dos exames, a médica, com um ar preocupado, me preveniu de que o nódulo poderia ser um câncer e, se confirmado, teria de me submeter a uma cirurgia. Desconfiada, consultei outros médicos, fiz outros exames e, para minha surpresa, nódulo e pedra, se é que existiram, tinham desaparecido.

Alguns meses depois desse *check-up*, comecei a sentir dores no joelho esquerdo. Elas foram se agravando e a locomoção ficou cada dia mais difícil. Eu não conseguia usar sapatos de salto alto ou me levantar de uma cadeira sem me apoiar em algo. Subir ou descer escadas era um suplício de dores. Nessa época, eu praticava ginástica funcional em casa com uma *personal trainer* e os exercícios precisaram ser substituídos por fisioterapia.

Apareceu também uma inflamação na fáscia da perna esquerda – é uma faixa larga de tecido conjuntivo fibroso que, abaixo da pele, circunda os músculos e outros órgãos do corpo. Procurei uma reumatologista, que me pediu alguns exames laboratoriais. Como minha mãe havia sofrido muitos anos com artrite e reumatismo, e pela hereditariedade, o mais provável era que eu também estivesse desenvolvendo as mesmas doenças. Mas nada foi encontrado e todos os indicadores estavam dentro dos padrões. Após o exame clínico, fui liberada pela médica com a seguinte sentença: "A partir de uma determinada idade, rugas, cabelos brancos e artrose, todos teremos". A mensagem reverberou como o prognóstico de uma velhice decrépita e, como prescrição, pílulas de conformismo e uma agenda comprometida com médicos, exames e remédios.

Artrose, para quem não sabe, é uma doença comum que afeta os joelhos e desgasta as cartilagens que revestem as extremidades ósseas, causando inchaços, dores e desconforto. As cartilagens, uma vez desgastadas, não se recuperam mais. Segundo os especialistas, são várias as causas que desencadeiam o processo de artrose, e os fatores preponderantes para o desenvolvimento estão ligados ao excesso de peso, envelhecimento e movimentos que exigem impactos repetitivos. É comum em jogadores de futebol, tênis e vôlei, em pessoas com histórico da doença na família, com lesões físicas prévias e até tabagistas. Como medidas preventivas, recomendam-se uma alimentação balanceada, a manutenção de um peso adequado e a prática de exercícios de baixo impacto que contribuem para a prevenção da doença, como caminhada, natação, ginástica e ciclismo.

Dos fatores preponderantes ao desenvolvimento dessa enfermidade, eu só tinha a idade e a suposta hereditariedade, os demais não faziam parte do meu histórico, e eu ainda atendia a todos os itens recomendados para a prevenção. Entretanto, para minha incompreensão e indignação, o diagnóstico foi de artrose. Conclusão: olharam para os sintomas e se esqueceram de mim.

O protocolo médico padrão para esses sintomas, além da proibição do uso de sapatos de salto alto e prescrição da prática de exercícios físicos, era a aplicação de medicamentos por infiltração no joelho. Na mesma consulta, me submeti ao procedimento. Um milagre. Fiquei imediatamente aliviada. Voltei a andar normalmente, mas precisei abrir

A MENSAGEM
REVERBEROU COMO
O PROGNÓSTICO
DE UMA VELHICE
DECRÉPITA E, COMO
PRESCRIÇÃO, PÍLULAS
DE CONFORMISMO
E UMA AGENDA
COMPROMETIDA COM
MÉDICOS, EXAMES E
REMÉDIOS.

Como essa aventura começou

mão dos meus sapatos e sandálias de salto lindíssimos, parte significativa do sofrimento emocional causado pelo diagnóstico.

O equilíbrio entre ganhos e perdas, contudo, durou pouco tempo. Após alguns meses, as dores e as limitações voltaram com mais intensidade. Foi necessária uma segunda aplicação de infiltração no joelho. Comecei a sentir dores no quadril do mesmo lado: o esquerdo. Tive de suspender as caminhadas e a ginástica funcional, continuando apenas com a fisioterapia. Ainda não conseguia me levantar de uma cadeira sem a ajuda das mãos, segurando-me em quem ou no que estivesse por perto. E, quando não havia testemunhas, me permitia um deselegante, porém confortante, gemido.

Você deve estar se perguntando o porquê de eu especificar o lado das dores, no meu caso, sempre o esquerdo. Essa informação será importante em um capítulo deste livro.

Com o mesmo diagnóstico de artrose, agora mais avançada, a recomendação foi uma infiltração no quadril. Essa, por precisar de equipamento de raio X para visualizar o local preciso para a aplicação, deveria ser feita em um centro cirúrgico. Tudo foi providenciado, a aplicação foi feita e consegui embarcar para Paris para a viagem de comemoração de aniversário de 40 anos de um dos meus filhos.

Lá fui eu, na companhia de filho e neto, andar de metrô e em escadas medonhas e infindáveis. Eu tinha muita dificuldade em acompanhá-los, mas, ao mesmo tempo, me divertia e me orgulhava ao observar meu neto dominando a orientação nas estações, mesmo sem saber o idioma das placas de sinalização. O prazer de acompanhar meu filho, com saúde e disposição nos seus 40 anos, e neto, com a energia dos seus 8, foi acompanhado pela volta das dores e da dificuldade de locomoção, ainda mais rápida do que o previsto.

De volta dessa aventura, me submeti a mais uma aplicação de infiltração. A médica me preveniu que não poderia fazer mais por se tratar de uma medicação com perigosos efeitos colaterais. O próximo recurso na lista de protocolos do prognóstico seria uma prótese no joelho, já com a perspectiva de, em um futuro próximo, precisar de uma também no quadril.

Nessa época, refletindo sobre essas limitações na minha locomoção, lembrei-me da viagem de comemoração dos 40 anos do meu outro filho, o primogênito, em que passei por uma situação semelhante. Ele tinha escolhido a viagem para uma estação de esportes de inverno, queria esquiar. Fomos, os dois filhos, a nora e eu, para a estação de esqui de Valle Nevado, no Chile. No primeiro dia esquiando, o dia do aniversário, sofri uma fratura exposta no tornozelo da perna esquerda e precisei ser resgatada em uma padiola puxada por um paramédico esquiando, e ser atendida em caráter de emergência no setor médico da própria estação. A perna e o tornozelo foram engessados e desci em ambulância para Santiago, onde me submeti a uma cirurgia de emergência com direito a duas placas de titânio e cinco parafusos. Curiosamente, mas não por acaso, a cirurgia foi exatamente no mesmo horário em que, quarenta anos antes, eu dava à luz.

Com tantas doenças e intercorrências que vinham se instalando na minha vida, procurei tentar entender: por que tantas doenças? Por que acontecimentos tão graves justamente nos aniversários de 40 anos de cada um dos meus filhos? Por que sempre do lado esquerdo do meu corpo? Conversei com algumas pessoas criteriosamente por mim selecionadas, ouvi atentamente e percebi que algumas mensagens que vieram a partir dos seus "palpites" me impactavam mais. Ouvia com atenção, com o coração, refletia, considerava possibilidades e algumas sugestões coloquei em prática.

A minha formação acadêmica é em Engenharia Civil e minha experiência profissional mais relevante é em gestão de empresas e de projetos. Mas, para entender sobre a gestão de mim mesma, eu precisaria conhecer outros temas relacionados com o ser humano. Comecei inscrevendo-me em uma especialização em Psicologia Analítica, participei de congressos sobre Saúde Quântica, fiz formação em Ativismo Quântico com o físico Amit Goswami, fui para retiros de meditação, passei a praticar yoga, participei de cursos de Reiki, me informei sobre a Nova Medicina Germânica do dr. Hamer, conheci os ensinamentos de Bert Hellinger, participei de várias dinâmicas de constelações familiares e aprendi sobre diversas técnicas de terapias energéticas.

Em 2016, decidi assumir a gestão da minha saúde e cancelei o plano de saúde que, de fato, oferecia tratamento exclusivamente para as doenças. Não incluía a doente. Por isso, achei incoerente pagar por algo que a beneficiária, no caso eu, não era contemplada.

Os conhecimentos que adquiri com esses estudos e práticas me proporcionaram autonomia na gestão da minha vida. Não me submeti às cirurgias para implantação de próteses, não tomo antibióticos nem anti-inflamatórios há mais de dez anos e não faço uso de ansiolíticos ou soníferos há mais de quinze. Com a economia que fiz com o cancelamento do plano de saúde, realizei viagens inesquecíveis. Lembrando apenas que essa solução funcionou para mim, mas não necessariamente deve ser vista como uma indicação ou um conselho do que você deve fazer.

Tudo o que aprendi, desde que me dispus a estudar esses temas, compartilharei com você nos próximos capítulos e espero poder inspirá-lo a conquistar também o controle e a autonomia da sua própria vida.

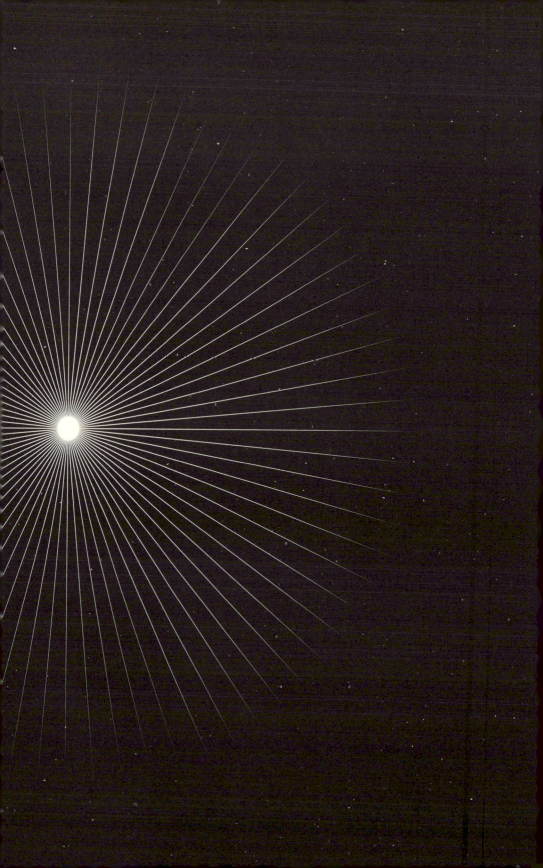

CAPÍTULO 2

Fundamentos

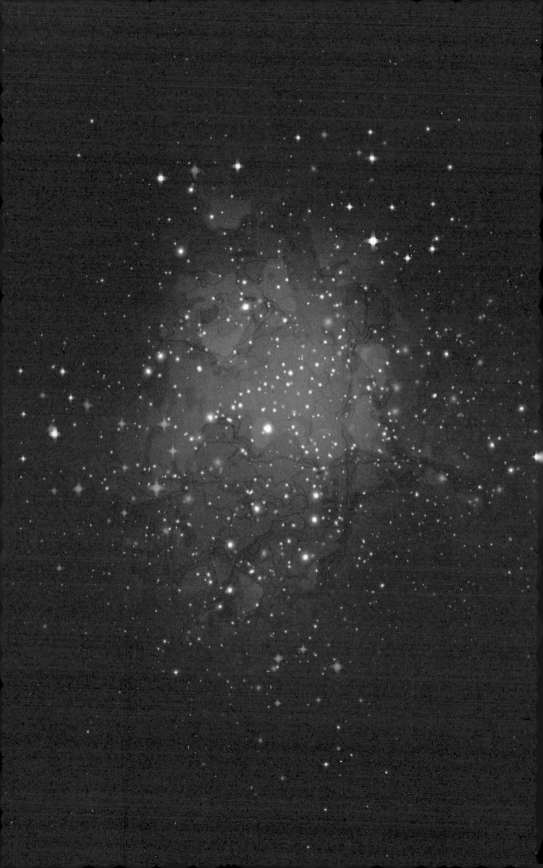

Descobertas relativamente recentes em diversos campos da ciência, em especial no da Física Quântica, do Pensamento Sistêmico, da Neuroplasticidade e da Epigenética, bem como o resgate de práticas de civilizações milenares e a democratização dos conhecimentos, estão mudando as nossas respostas. Por isso, antes de mais nada, é importante esclarecer os princípios de cada uma dessas ciências para que melhor se possa compreender o que virá a seguir.

As ideias anunciadas pelos biólogos organísmicos durante a primeira metade do século XX contribuíram para um novo modo de pensar, o Pensamento Sistêmico. Nessa abordagem, a função de cada parte só pode ser entendida a partir da organização do todo, conforme as relações entre as partes e o contexto no qual se encontram. Em *A visão sistêmica da vida*, livro de Fritjof Capra e Pier Luisi, a natureza do todo é sempre diferente da mera soma das partes:

> De acordo com a visão sistêmica, as propriedades essenciais de um organismo, ou sistema vivo, são propriedades do todo, que nenhuma das partes, por si só, possui. Elas surgem das interações e das relações

entre as partes. Essas propriedades são destruídas quando o sistema é dissecado – separado –, física ou teoricamente em elementos isolados.[2]

Em outras palavras, tratando do corpo humano, isso significa que órgãos como coração, pulmão, fígado ou qualquer outro são interligados e, portanto, não podem ser considerados de modo independente para efeito do conhecimento de suas funções. Cada órgão só pode exercer a sua função em conexão com os demais do sistema. O que acontece com um interfere diretamente em todas as demais funções do corpo humano. Os efeitos colaterais de uma determinada medicação, por exemplo, são uma das evidências dessa interconexão.

Outra área das ciências biológicas, a Epigenética estuda mudanças no funcionamento dos genes que não são causadas por alterações na sequência de DNA e que se perpetuam nas divisões celulares. Pesquisas comprovam que pequenas marcas químicas são adicionadas ou removidas das células em resposta às mudanças no ambiente em que estamos vivendo. Isso demonstra que não somos definidos pelos nossos genes. Nossa expressão genética é diretamente determinada pelo ambiente em que vivemos e, sobretudo, por nossa percepção dele. É possível, sim, interferir na nossa evolução biológica, "não somos vítimas da nossa hereditariedade".[3]

Para entender como essas interferências ocorrem, encontramos as explicações nos estudos sobre o cérebro, especificamente nos relacionados à Neuroplasticidade – a capacidade do órgão de se adaptar a mudanças, reorganizando os neurônios e os circuitos neurais por estímulos de novos conhecimentos e novas experiências. O

---

2. CAPRA, F.; LUISI, P. **A visão sistêmica da vida**: uma concepção unificada e suas implicações filosóficas, políticas, sociais e econômicas. São Paulo: Cultrix, 2014. p. 95.

3. LIPTON, B. H. **A biologia da crença**: ciência e espiritualidade na mesma sintonia: o poder da consciência sobre a matéria e os milagres. São Paulo: Butterfly, 2007.

Fundamentos

cérebro é o órgão que processa informações, o que aprendemos e o que experienciamos. Os registros dessas informações, entretanto, não estão armazenados nele. Sua função é processar as informações que estão armazenadas no mundo à nossa volta. Cérebro, mente e consciência são entidades distintas.

Aprendemos, por exemplo, a trocar o pneu do carro ou a fazer aquele delicioso bolo de chocolate lendo o manual de instruções do fabricante ou a receita da vovó. A experiência ocorre quando, de fato, trocamos o pneu e fazemos o bolo. Já a emoção é a consequência das reações químicas desencadeadas pela experiência. O que você sentiu ao ter trocado o pneu ou feito o bolo? As emoções sentidas em uma mesma experiência variam de pessoa para pessoa e de acordo com as circunstâncias do fato. São, portanto, registros pessoais de um passado, seja ele recente ou longínquo.

Há ainda mais uma área das ciências cujas descobertas têm revolucionado as ideias que discutiremos aqui: a Física Quântica – o estudo das leis que regem os eventos no campo subatômico, das partículas menores que o átomo. Nessa dimensão, as leis da mecânica clássica não se aplicam. Enquanto seguimos apenas os modelos newtonianos, deixamos de ampliar os nossos horizontes e não percebemos que a Física Quântica é a base de todas as ciências. Aprendemos a conhecer o mundo físico de Sir Isaac Newton e temos dificuldade de entender o mundo quântico e invisível de Albert Einstein, no qual a matéria é constituída de energia, vibração e informação, sem um limite absoluto. Mas é nesse mundo em que vivemos.

No universo quântico, subatômico, tudo são ONDAS de possibilidade que só se apresentam em forma manifesta, PARTÍCULA, no ato do olhar do observador. Entenda "partícula" como os objetos materiais sólidos da física clássica, que podem ser percebidos pelos sentidos do tato e da visão. À luz da Física Quântica, eles se dissolvem

A EMOÇÃO É A CONSEQUÊNCIA DAS REAÇÕES QUÍMICAS DESENCADEADAS PELA EXPERIÊNCIA.

em padrões de possibilidades semelhantes a ondas, como as sonoras, que são percebidas pela audição, e a ondas olfativas, que são percebidas pelo olfato. As partículas subatômicas não são coisas tangíveis, mas interconexão e informação. Experimentos científicos constataram que o elétron algumas vezes se comporta como onda e outras como partícula, e esse comportamento, definido como DUALIDADE, é uma característica particular dele. Ondas são possibilidades ainda não manifestadas, e partículas são realidades manifestadas pelo olhar do observador. A diferença principal entre uma e outra é a localização – só a partícula pode ser localizada.

Imagine a figura de um átomo, a básica newtoniana que é apresentada na escola: um núcleo de prótons e nêutrons, com elétrons o circundando em órbitas concêntricas. Essas três são partículas subatômicas. Os elétrons podem mudar de órbitas, de uma menor para uma maior, liberando energia, e de uma maior para uma menor, armazenando energia. Quando isso acontece, ele desaparece de uma órbita e aparece em outra, sem passar pelo espaço existente entre elas. Não é como subir ou descer uma escada; é um movimento descontínuo. A DESCONTINUIDADE é outro princípio da Física Quântica. As partículas subatômicas simplesmente desaparecem de um lugar e aparecem em outro. Esse fenômeno é denominado *salto quântico*. Na dinâmica das partículas subatômicas, não existe trajetória. Se for ainda do seu interesse aprofundar-se nesse assunto ou validar sua credibilidade, sugiro pesquisar sobre a Experiência da dupla fenda e você encontrará inúmeros resultados para aprofundar o conhecimento.

Como o comportamento atômico é tão diferente da experiência comum, pode parecer peculiar, misterioso e até inacreditável, eu sei, tanto para o novato quanto para o físico experiente. Isso porque toda a intuição e a experiência humana direta se aplicam ao que conhecemos como "matéria". Sabemos como os objetos ou seres agirão, mas a "não matéria" – ou seja, pensamentos, sentimentos, intuições, sensações, emoções e memória, por exemplo – simplesmente não se apresenta e não é explicada da mesma maneira. Nenhuma não matéria tem localização no espaço ou no tempo. Portanto, o aprendizado nesse caso se dá de uma maneira abstrata ou imaginativa, e não em conexão com a nossa experiência direta.

Por isso, tenho me dedicado a elaborar explicações desses princípios a partir dos fatos mais simples e comuns, acreditando, dessa forma, proporcionar aos que me ouvem e leem um entendimento prático e útil para a vida. O Pensamento Sistêmico, a Epigenética, a Neuroplasticidade e os princípios da Física Quântica são os fundamentos científicos que embasarão as teorias, as experiências e os relatos de caso que apresentarei. Entender esses conceitos de maneira clara é como aprender um novo idioma. Após alcançar uma compreensão clara, você se surpreenderá com a segurança que terá em fazer leituras mais assertivas, primeiramente sobre si mesmo e, à medida que aprimorar o autoconhecimento, também sobre outras dimensões do universo.

O idioma quântico, essa linguagem do universo invisível, é a chave mestra para acessar a caixa-preta das MEMÓRIAS, que são determinantes no teatro da vida, como veremos mais adiante, e, consequentemente, para promover um *upgrade* no autoconhecimento. As letras desse idioma são menores que um átomo, e as palavras são ondas de infinitas possibilidades. Em uma escala assim tão pequena, partículas e seus eventos comportam-se de modo muito diferente da nossa experiência direta.

A Teoria Especial (ou Restrita) da Relatividade, proposta por Einstein, afirma que a velocidade da luz é uma "constante cósmica", e nada no universo pode viajar mais rápido do que ela. O pensamento, no entanto, comporta-se como onda, é instantâneo e não se pode

Fundamentos

definir sua proveniência. Pense em uma pessoa, qualquer pessoa, e ela imediatamente aparece na sua tela mental, certo? De onde veio essa imagem? Você saberia dizer? Você também já deve ter passado pela experiência de pensar em telefonar para uma pessoa e imediatamente o telefone tocar e… surpresa! É a pessoa para quem você pensou em ligar. Isso que comumente chamamos de coincidência é entendido pela Física Quântica como COMUNICAÇÃO NÃO LOCAL. O termo "velocidade", a medida de tempo percorrido entre dois pontos, não se aplica ao pensamento ou à localidade.

Podemos ver "matéria", ou partícula, através dos olhos, mesmo que com a ajuda de algum instrumento, como o microscópio ou um telescópio. Ondas de diferentes temperaturas podemos sentir pela pele; ondas sonoras, pelos ouvidos; os sabores, pelo paladar; as fragrâncias, pelo olfato. Mas e as sensações emocionais, o pensamento, a intuição e as emoções? Com qual órgão dos sentidos podemos captar essas informações? É um mistério?!

Não podemos fazer o "mistério" desaparecer, mas lhe explicarei como funciona, assim você poderá entender o fundamento básico, o coração da Mecânica Quântica, a dualidade partículas-ondas – em que as partículas são realidades e as ondas, possibilidades. Na onda de possibilidades, quem decide o que se torna partícula, realidade, é o olho do observador. Quando olhamos, colapsamos, ou seja, criamos a nossa realidade. Aceitar essa constatação é imprescindível para entender como a mente interfere na nossa vida. O nosso olhar de observador é que determina a nossa realidade.

A realidade é mais do que experienciamos por meio dos nossos cinco sentidos e dos instrumentos de observação e medição que conhecemos. A história, as atividades e as experiências da nossa existência abrangem muito mais do que sabemos ou podemos explicar. Os eventos quânticos ocorrem em um campo invisível de energia e de informações que existe além do espaço e do tempo. No universo quântico não há corpos, coisas, objetos, espaço, tempo, mas não é porque não os vemos que eles não existem.

Na dimensão quântica, o "olho do observador" não se restringe às atribuições do órgão da visão, constituído pelo globo ocular. Esse "olho" não necessariamente precisa ver, mas interpretar. Interpretar o que enxerga é responsabilidade inerente a cada indivíduo.

"SÓ SE VÊ
BEM COM O
CORAÇÃO.
O ESSENCIAL
É INVISÍVEL
AOS OLHOS."

O pequeno príncipe,
Antoine de Saint-Exupéry

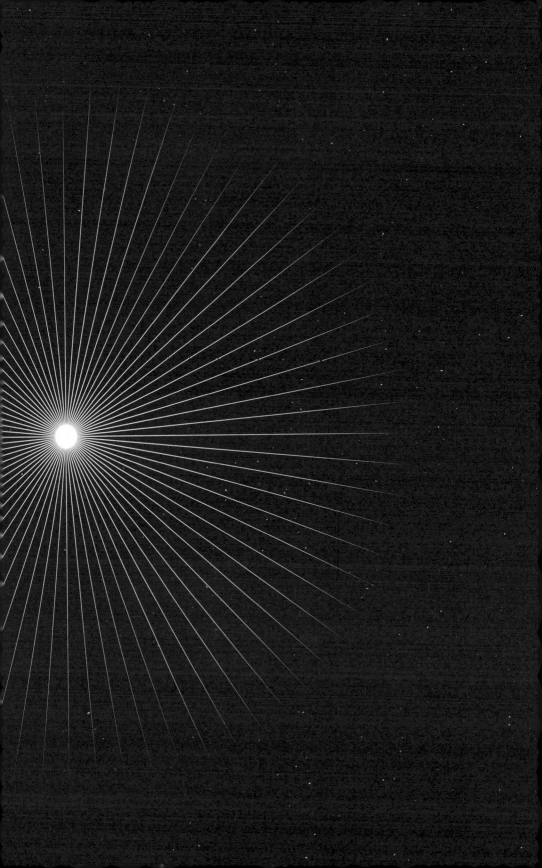

CAPÍTULO 3

Cérebro, mente
e consciência.

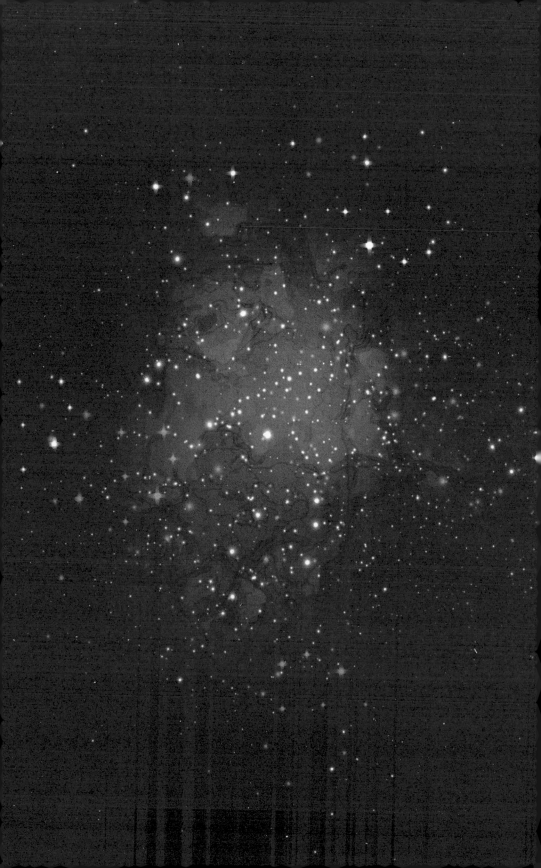

O cérebro humano, localizado no interior da caixa craniana, equivale a 2% ou 3% do peso corporal, consome 25% da energia do corpo quando este está em repouso, é composto de pelo menos 75% de água e cerca de 100 bilhões de células nervosas, perfeitamente organizadas e suspensas em ambiente aquoso, os neurônios. É o órgão que processa as informações do que aprendemos e do que experienciamos, entretanto, não as registra nele. Sua função é processar as informações percebidas e que estão armazenadas no nosso corpo energético, sutil, e no universo.

A mente é responsável pela percepção intelectual. Quando fazemos alguma atividade, a experiência em si é o que desenvolve novos circuitos cerebrais. Cada experiência desperta sentimentos e emoções distintos, resultantes de reações químicas. Ou seja, a experiência de fazer alguma coisa ensina quimicamente ao corpo o "como" fazer.

Já o cérebro é um instrumento a serviço da mente. Permita-me comparar a cabeça a um computador. O crânio seria o gabinete; o cérebro, a placa-mãe e o processador, que fazem parte do hardware e sem os quais o computador não existe; a mente, o software, o programa. E quem desenvolve e atualiza o software? Nessa analogia, o programador seria a consciência.

"O cérebro-mente é um sistema interativo com componentes clássicos e quânticos que interagem dentro de uma estrutura na qual a consciência é fundamental. Esses componentes interagem dentro de uma estrutura idealista básica, na qual a consciência é fundamental."[4] Ele, o sistema cérebro-mente, é um supercondutor da consciência, enviando e recebendo informações.

Na maior parte do tempo, não prestamos atenção em como nos relacionamos com o nosso cérebro, mas nenhuma outra relação é mais importante. Um atributo que o cérebro humano tem em comum com os computadores é que ele é programável. Entretanto, ainda como o computador, ele não processa significados, mas símbolos. A mente é quem dá significado aos símbolos codificados pelo cérebro.

Você é daquelas pessoas que se sentem prestigiadas e sensibilizadas quando recebem rosas ou das que não gostam porque elas vão murchar? Você se encanta com a beleza exuberante, mesmo que passageira, e com o perfume que o envolve ou lamenta a curta duração, a inutilidade prática e o dinheiro jogado fora? Você fica inspirado, tira fotos, escreve um poema ou fica incomodado com o desperdício? Entende agora qual é a diferença entre símbolo e significado? Para o computador, rosas são apenas um símbolo.

Os exames de imagem cerebral podem detectar em detalhes a atividade cerebral em paralelo com a atividade mental. Certas partes do cérebro, por exemplo, se iluminarão quando você estiver sob a emoção da raiva, enquanto outras apenas quando você medita. Mas as células cerebrais não criam pensamentos. Isso depende da forma como você programou seu cérebro para interpretar os símbolos que ele percebe a sua volta.

---

4. GOSWAMI, A.; REED, R.; GOSWAMI, M. **O universo autoconsciente**: como a consciência cria o mundo material. São Paulo: Goya, 2015. p. 195.

Convido-o a parar por alguns minutos e pensar sobre como o seu cérebro está sendo programado. Ele é estimulado a buscar novos conhecimentos sem preconceitos? Tem autorização para transgredir crenças limitantes? É encorajado ao exercício dos critérios de análise em detrimento de julgamentos prévios? Você pratica a higiene mental com pensamentos saudáveis, contemplação da natureza e por meio do silêncio e da meditação? E a pergunta mais importante: é você quem está no comando da "sua programação" ou a está terceirizando, deixando-se levar pela tirania do ego, pela impulsividade do subconsciente e pela comodidade da passividade?

A participação da consciência

As ciências biológicas e neurológicas ainda não têm uma teoria completamente aceita que explique a consciência. O campo quântico existente na fronteira cérebro-mente amplia o fenômeno da consciência, contemplando a subjetividade e a expansão da mente para além da caixa craniana. Estamos no campo conceitual da metafísica, intuindo que a consciência possa ser um epifenômeno do cérebro. Mas ainda são apenas estudos que buscam encontrar explicações abrangentes para o entendimento dos fenômenos da mente, da consciência e sua correlação com o cérebro, com o coração e com tudo o mais.

Na visão de mundo da mecânica clássica newtoniana, somos uma máquina predeterminada – ainda que requintada, claro! Mas você há de concordar comigo que não é certo restringir o entendimento do cérebro-mente e da consciência a um sistema computacional clássico mecanicista com restrições algorítmicas. O sistema quântico, por outro lado, exibe uma correlação não local, podendo simular um colapso de função de ondas que permite se reinventar, criar e evoluir com riqueza de significados, o que vai infinitamente além das fórmulas algorítmicas.

O professor e físico Amit Goswami, em seu livro *O universo autoconsciente*,[5] descrevendo uma conversa que teve com o místico Joel Morwood, declara "não ter certeza de compreender como a consciência se manifesta no cérebro-mente" mas que, "de alguma maneira, a consciência tinha que ser um epifenômeno dos processos cerebrais". E que "a consciência é anterior às experiências. Ela não tem objeto nem sujeito".

> *– Bem, eu não tenho certeza de compreender como a consciência se manifesta no cérebro-mente – respondi, confessando minha luta com a ideia de que, de alguma maneira, a consciência tinha de ser um epifenômeno dos processos cerebrais. – Acho que compreendo a consciência, mas...*
>
> *– A consciência pode ser compreendida? – interrompeu-me Joel.*
>
> *– Claro que pode. Eu lhe disse que nossa observação consciente, a consciência, produz o colapso da onda quântica...*
>
> *E eu estava pronto para repetir toda a teoria.*
>
> *Joel, porém, interrompeu-me:*
>
> *– De modo que o cérebro do observador é anterior à consciência, ou a consciência é anterior ao cérebro?*
>
> *Percebi uma armadilha.*
>
> *– Estou falando em consciência como sujeito de nossas experiências.*
>
> *– A consciência é anterior às experiências. Ela não tem objeto nem sujeito.*

---

5. GOSWAMI, A.; REED, R.; GOSWAMI, M. **O universo autoconsciente**: como a consciência cria o mundo material. São Paulo: Goya, 2015. p. 253.

Cérebro, mente e consciência

Nesse mesmo livro, o professor Amit relata uma fala de Morwood que o marcou muito, pois convida para que tentemos compreender a consciência da mesma maneira que os místicos: "A consciência é anterior e incondicionada. Ela é tudo o que há. Nada mais existe, senão Deus". Segundo ele, "A consciência, e não a matéria, é fundamental".[6]

Sem entrar em detalhes técnicos demais, é esclarecedor acrescentar que objetos materiais (como uma casa) e objetos mentais (como pensar na casa) são ambos objetos da consciência. O cérebro, entretanto, não distingue um do outro. Nessa dinâmica da experiência, há também o sujeito, aquele que a vivencia.

Sabemos que o cérebro, em sua função de processador, é também reconhecido como um aparelho de medição, e mudanças em seu estado ocasionadas por dano ou droga alteram os eventos conscientes; portanto, ao mudar o aparelho de medição, muda-se certamente o que pode ser medido e, por conseguinte, muda-se o evento. Essa constatação reforça o entendimento de que a consciência é um epifenômeno do cérebro.

A mente percebe a consciência, ou seja, o campo quântico, e faz o download das informações para o cérebro, que as processa. E é o corpo energético, quando sente e emociona-se, que as registra e memoriza. Os pensamentos são a linguagem do cérebro, e os sentimentos são a do corpo. O pensamento liga um conjunto de circuitos no cérebro, que cria substâncias químicas para que você se sinta exatamente da maneira como seus pensamentos determinam. Você pensa, sente como pensa e, ao fazer isso muitas vezes, passa a pensar como se sente. Esse ciclo de pensar e sentir e sentir e pensar cria, ao longo do tempo, o seu estado de estar ou de ser. Quando mente e corpo trabalham juntos, quando pensamentos e sentimentos estão alinhados, você constrói o

---

6. GOSWAMI, A.; REED, R.; GOSWAMI, M. **O universo autoconsciente**: como a consciência cria o mundo material. São Paulo: Goya, 2015. p 253.

RESPONSABILIDADE CURATIVA

seu destino, como explica Joe Dispenza, neurocientista e autor best-
-seller estadunidense, em seus workshops e palestras.

O conhecimento intelectual e teórico está relacionado com a
mente. Já a experiência do fazer, o saber fazer, é registrada no corpo.
O conhecimento é para a mente assim como a experiência é para o
corpo. Quando o corpo sabe fazer tão bem quanto a mente, corpo e
mente fundem-se e tornam-se um programa subconsciente.

Já deve ter acontecido com você, por exemplo: quando digita tantas vezes uma senha que, quando esquece o número, basta colocar
a mão sobre o teclado da máquina do cartão ou do computador para
que a senha seja digitada de maneira quase espontânea. Executamos
tão automaticamente os nossos hábitos que conseguimos fazer outras
coisas ao mesmo tempo. Cozinhar e conversar, assistir a um filme na
TV e tricotar, falar ao telefone e caminhar.

Pensar é um fenômeno mental, e temos cerca de 60 a 70 mil pensamentos por dia. Se você tem os mesmos pensamentos de ontem, faz
as mesmas escolhas de sempre, mantém hábitos que levam às mesmas
experiências, é bem provável que esteja sentindo as mesmas emoções
o tempo todo. Pensando diferente, você pode escolher o diferente,
ressignificar crenças, viver novas experiências, permitir-se novas emoções, ampliar a consciência e evoluir. Alguns estudiosos defendem que
a expressão da vida é formada apenas em 10% pelo que aprendemos
e experienciamos, enquanto os 90% restantes são conduzidos pelas
emoções de como reagimos às experiências.

Novos sentimentos e emoções desencadeiam novos pensamentos,
que produzirão novos hábitos, novos sentimentos e novas emoções.
Dessa forma, você sairá do ciclo fechado, cômodo e confortável e
experimentará a espiral criativa para a evolução. Ante o novo, você
pode escolher criar mecanismos de evolução, de defesa ou de proteção.

Mas pode também se deixar cair nas armadilhas do medo, da insegurança, da raiva, da baixa autoestima, da culpa ou de qualquer outro sentimento que interfere negativamente no seu equilíbrio. Essas más escolhas costumam abrir espaço para as doenças se manifestarem.

Todos os sentimentos e emoções estão conectados em emaranhamento quântico por eventos do passado, através das memórias. É preciso investigar, uma vez que as causas não são suas. Elas podem estar com você, mas não são suas. Falarei sobre isso em outro capítulo. Você pode se permitir assumir o que não é seu. É seu livre-arbítrio. Essa escolha é de sua responsabilidade e é indelegável. Você sempre responderá por ela.

A percepção dos sentimentos e emoções é representada por frequências energéticas que decodificam informações indutoras da produção de substâncias químicas: os hormônios do prazer e do estresse. O prazer revigora o sistema imunológico; o estresse o danifica.

Em algum estranho sentido, o universo é participativo e tudo está em constante interação. O observador e o universo são participantes do mesmo fenômeno. Você é o observador que cria o seu universo. Nesse ponto é oportuno introduzir o outro princípio fundamental, da física quântica, o da HIERARQUIA ENTRELAÇADA, que explica essa constante interação.

Trata-se do emaranhamento quântico entre centros ou campos de energia cuja hierarquia de interação não é determinada. Não é possível definir o que ocorre primeiro e o que ocorre depois. Tal como, percepção e memória e a influência entre o ser humano e o universo. Não está vinculada nem a tempo nem a espaço.

E, se você ainda não entendeu que vive em um campo quântico de infinitas possibilidades, você só consegue considerar duas ou três alternativas que a realidade tridimensional lhe oferece.

RESPONSABILIDADE CURATIVA

Entretanto, se você observa a sua vida como um observador quântico, tem à disposição ondas de infinitas possibilidades para cocriar a sua história. Nessa dimensão você encontra todas as ferramentas para se curar, rejuvenescer e viver em abundância. E, também, para sair do estado de estar para o estado de ser. O estado de estar é transitório. O estado de Ser É.

Relacionando o que você tem hoje – doenças, relacionamentos, compromissos, hábitos e até os bens materiais –, o que não é seu? O que o está incomodando? Por qual motivo você está apegado ao que não é seu, ao que o incomoda? Consciente ou inconscientemente, quais ganhos secundários você pensa conseguir? Chamar a atenção para as carências para se salvar da baixa autoestima são armadilhas cruéis de atração de doenças.

Quais pensamentos, hábitos, sentimentos e emoções estão configurando o seu destino? E mais: o destino que você está construindo é o destino que você deseja?

"Antes de curar alguém, pergunta-lhe se está disposto a desistir das coisas que o fizeram adoecer."

– Hipócrates, 370 a.C.

O ESTADO
DE ESTAR É
TRANSITÓRIO.
O ESTADO
DE SER É.

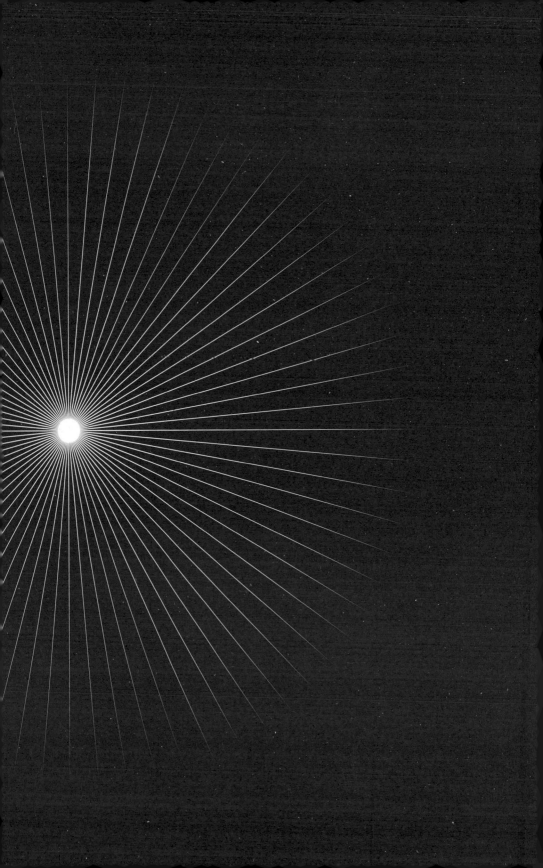

CAPÍTULO 4

Coração e cérebro

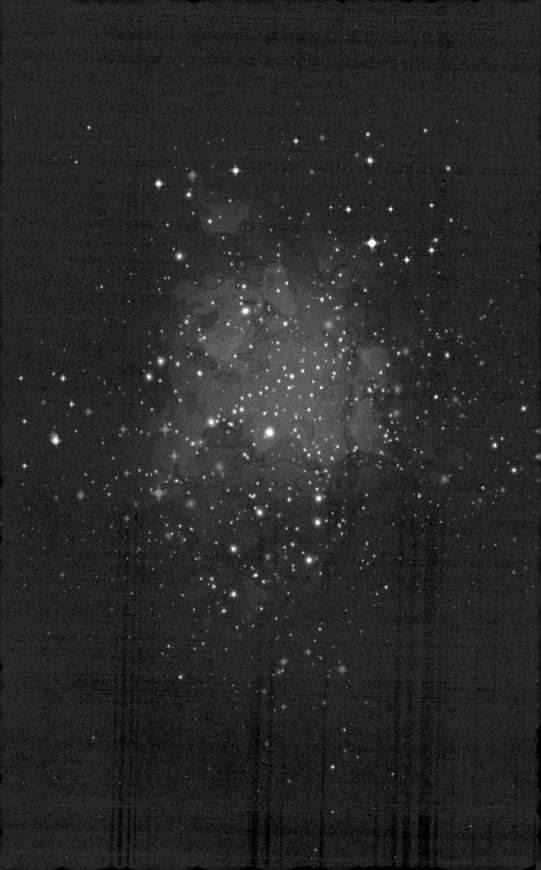

A descoberta de células especializadas no coração humano, em 1991, revolucionou a maneira como pensamos sobre esse órgão e o seu papel no nosso corpo. De acordo com Gregg Braden, em seu curso virtual *Human by Design*,[7] nosso coração tem cerca de 40 mil células especializadas, chamadas de neurônios sensoriais, que capacitam o organismo a perceber as variações dos meios internos e externos, a difundir as modificações que essas variações produzem e a executar as respostas adequadas para que seja mantido o equilíbrio. São essencialmente células "cerebrais" que não estão no cérebro craniano, mas no coração. No entanto, diferentemente do que acontece em qualquer outro lugar do corpo, esses neurônios estão concentrados em rede no órgão cardíaco e, por isso, são chamados de "pequeno cérebro no coração" – esse é realmente o termo que está sendo utilizado. Estamos falando de células especializadas que confirmam que o coração tem seu próprio cérebro.

Essa descoberta foi publicada em 1994 em um artigo no livro *Neurocardiology*[8], que conclui: "O cérebro do coração permite que ele

---

7. HUMAN by Design: Unleashing Your Higher Potential for Self-healing, Longevity & Super-perception. **The Shift Network**, [s.d.]. Disponível em: https://theshiftnetwork.com/course/15453/x2. Acesso em: 17 maio 2021.
8. ARMOUR, J. A.; ARDELL, J. L. **Neurocardiology**. Oxford: Oxford University Press, 1994. 443 p.

aja independentemente do cérebro craniano para aprender, lembrar e até mesmo sentir e sentir e sentir".[9] Desde então, sabe-se que o coração e o cérebro funcionam juntos como um sistema poderoso que regula tudo: nossa capacidade de aceitar mudanças de maneira saudável, o grau de intuição disponível para nós em nossas vidas cotidianas, nossas respostas imunológicas e até o grau de longevidade que desfrutamos em nossas vidas. Sabe-se ainda que a capacidade de autorregular o sinal de baixa frequência que é emitido entre esses dois órgãos é a chave para despertar habilidades extraordinárias que, no passado, eram atribuídas apenas aos monges, iogues, xamãs e místicos que viviam isolados em mosteiros, conventos ou outros locais semelhantes.

Gregg Braden esclarece que, quando se fala em inteligência cardíaca e memória do coração, não se trata de metáforas, mas literalmente de uma memória que permanece no coração, mesmo quando este não está mais no corpo original que teve as experiências. Você provavelmente já ouviu algumas histórias de receptores de transplantes cardíacos, principalmente aquelas em que o destinatário de um novo coração assume características do doador. Médicos falam sobre isso em conferências e por vezes são publicadas em divulgações científicas. Mudanças na personalidade ou nas preferências alimentares foram observadas em pessoas que receberam o transplante. Um exemplo muito famoso ocorreu após um assassinato, no centro-oeste dos Estados Unidos, e falaremos sobre ele no capítulo dedicado às memórias.

A organização não governamental HeartMath Institute,[10] nos Estados Unidos, foi originalmente estabelecida para pesquisar os efeitos das emoções e do estresse no coração humano e, há mais de

---

9. HUMAN by Design: Unleashing Your Higher Potential for Self-healing, Longevity & Super-perception. **The Shift Network**, [s.d.]. Disponível em: https://theshiftnetwork.com/course/15453/x2. Acesso em: 17 maio 2021.

10. HEARTMATH INSTITUTE. Disponível em: https://www.heartmath.org/. Acesso em: 17 maio 2021.

duas décadas, desvenda mistérios sobre o coração. Diversos estudos disponíveis no site e nos cursos do instituto consideram o órgão cardíaco como uma fonte de inteligência multifacetada surpreendente. Os resultados das pesquisas nessa área mostram que o coração se comunica e envia sinais vitais e informações para todo o corpo, incluindo o cérebro.

O coração se comunica com o corpo através da coerência das ondas que compartilha com as ondas do cérebro, da pressão arterial que leva informações também ao cérebro e do seu campo eletromagnético. Esse último muda de acordo com as emoções e emite informações através de frequência de ondas, que podem ser medidas por magnetômetros a cerca de um metro do corpo. Uma curiosidade que me chamou a atenção é a de que as ondas cerebrais de uma mãe podem sincronizar com os batimentos cardíacos do seu bebê.

Mas você deve estar se perguntando: o que isso importa? Qual é a aplicação prática?

Quais recursos estão acessíveis para lidar com isso?

Acompanhe meu raciocínio. Sabemos que o coração e o cérebro funcionam juntos como um sistema poderoso que regula a nossa capacidade de aceitar mudanças de maneira saudável. Sabemos também que a capacidade de autorregular o sinal de baixa frequência entre o coração e o cérebro é a chave para despertar essas habilidades extraordinárias que influenciam nossas respostas imunológicas e que o campo eletromagnético muda de acordo com as emoções e o estresse. O coração é o órgão que capta sinais e emite para o cérebro através da frequência de ondas. Assim, quando o coração e o cérebro estão harmonizados, surge um campo de conexão poderoso, permitindo a ocorrência de mudanças importantes, potencializando o despertar dos sentidos, as memórias, as habilidades e o aprendizado.

Por isso, ante uma situação pontual, momentânea, em que você esteja se sentindo nervoso, ansioso ou depressivo, pare e respire fundo.

RESPONSABILIDADE CURATIVA

Perceba o campo, observe e, se possível, identifique o sentimento que está no seu coração, sintonize a mente, o coração e o cérebro e assuma o comando. Você pode fazer uso de algumas ferramentas que estão sempre à mão e não custam nada: respirar discreta, profunda e lentamente até sentir-se calmo e presente; visualizar, se possível de olhos fechados, o seu campo eletromagnético se harmonizando; abstrair-se, só por alguns segundos, do espaço-tempo além do seu campo. Esta é a primeira etapa: o socorro imediato. Com esse exercício é possível restabelecer o equilíbrio, mas, para sua manutenção, a prática da meditação é fundamental.

Meditação e yoga têm um impacto notadamente positivo na saúde. O que experimentamos como sentimento é movimento de energia vital nos chakras.[11] Portanto, dependendo da extensão, da causa e de como a sua mente interpreta a gravidade do fato, talvez você precise equilibrar os chakras com sessões de Reiki, aulas de yoga ou outras práticas que atuem no equilíbrio energético.

O cérebro

O cérebro humano é um mecanismo de percepção primorosamente seletivo. Não temos uma visão interna que nos mostre os neurônios cerebrais em atividade, mas é fato que cada pessoa percebe e enxerga o mundo de modo singular, evidentemente seletivo, então podemos imaginar que essas atividades também são diferentes em cada indivíduo. O que o cérebro absorve, e não é tudo, é processado depois de uma complexa seleção feita através de diversos filtros. Isso ocorre porque

---

11. Mais informações sobre chakras serão apresentadas no próximo capítulo.

seus aparatos bioquímicos não conseguem lidar com todos os sinais que a ele são transmitidos, então há uma filtragem do que é possível. Esses filtros podem ser fisiológicos ou psicológicos, que também podem ter a percepção distorcida pelo estresse, por emoções intensas e por valores ou crenças culturais.

O cérebro é um representante da mente. Ele não entende palavras, apenas frequência de ondas que codificam símbolos. Ele responde não só a situações estressantes no momento presente, mas também "lembrando-se" de situações estressantes do passado ou fantasiando o futuro, induzindo a produção de uma mistura complexa de hormônios. Portanto, uma de suas funções é criar coerência entre o que está acontecendo lá fora e em seu interior, ou seja, identificar e criar significados para as memórias, fantasias e informações sensoriais que recebe a cada momento.

O sistema cérebro-mente entende a Física Newtoniana, com seus símbolos e suas lógicas $2 + 2 = 4$ pelo hemisfério esquerdo, enquanto a Física Quântica, com as interpretações e os significados, pelo hemisfério direito. O símbolo é a forma representativa mental que se relaciona com a forma linguística, seu significado. Os símbolos de PARE ou de SILÊNCIO, por exemplo, têm significado universal, dispensam traduções. O símbolo evoca e direciona uma energia. O hemisfério esquerdo entende matéria, partícula, já a onda de energia é entendida pelo hemisfério direito.

Quando turistas brasileiros vão ao Museu do Louvre, em Paris, enfrentam uma longa fila, pagam o ingresso em euros e percorrem várias salas com ansiosa expectativa para ver a mais conhecida obra de Leonardo da Vinci. Não é, certamente, para ver um quadro de madeira retangular, medindo 77 cm × 53 cm, com a figura de um rosto supostamente feminino pintado sobre a tela. Isso é apenas o que o nosso cérebro-mente esquerdo lerá. O direito, por outro lado,

O CÉREBRO É UM
REPRESENTANTE
DA MENTE. ELE
NÃO ENTENDE
PALAVRAS, APENAS
FREQUÊNCIA
DE ONDAS QUE
CODIFICAM
SÍMBOLOS.

Coração e cérebro

evocará todo o significado da simbologia e da história dessa obra de arte. A emoção provocada pelo significado do quadro da *Mona Lisa* terá a dimensão e a profundidade dos conhecimentos culturais e da sensibilidade de cada observador sobre essa específica obra de arte. Emoção é energia em movimento.

A fitinha do Senhor do Bonfim amarrada no pulso de um esquimó será apenas uma fita, um adereço. Mas, para nós brasileiros, a depender do indivíduo, pode evocar religiosidade e esperança, direcionando a energia psíquica para a realização de um determinado desejo. Se você estiver focado para valer na intenção de obter algum resultado futuro, se conseguir tornar o pensamento interior mais real do que o ambiente externo, o cérebro não saberá a diferença entre os dois.

Agora, pense comigo: se o que o cérebro-mente entende é apenas o significado do símbolo aliado à emoção sentida, podemos admitir que ele não distingue o objeto concreto do imaginário. Então será mesmo necessário amarrar a fitinha no pulso? Não seria suficiente apenas imaginá-la? Ou, melhor ainda, focar a sensação do desejo realizado?

Quando desenvolvemos a habilidade de harmonizar coração e cérebro, abrimos um portal para um campo poderoso de autogestão da saúde e da vida. Só o fato de conseguir essa façanha desencadeia em nosso corpo reações bioquímicas que contribuem positivamente na melhoria do nosso sistema imunológico. A melhor forma que encontrei para desenvolver essa harmonia foi praticando meditação. Uma vez que se inclui o hábito da meditação como prática diária, essa sensação permeia gradativamente o nosso estado de ser.

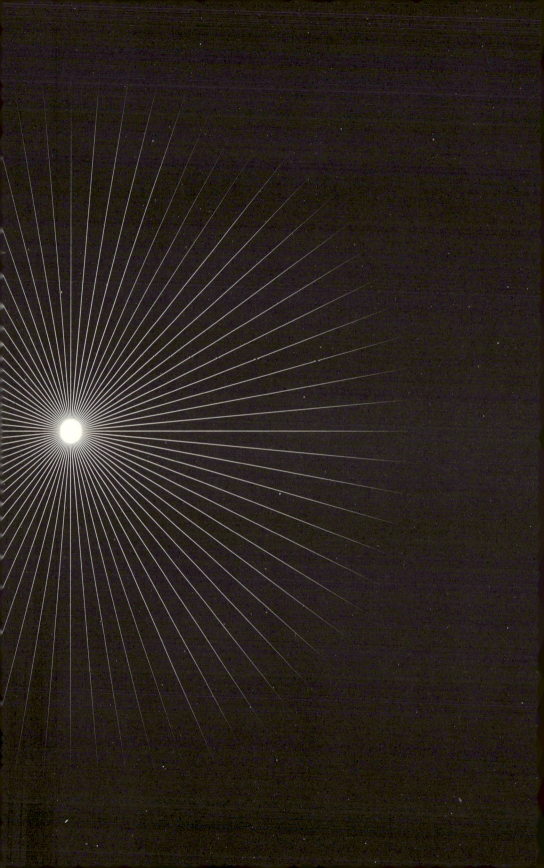

CAPÍTULO ✦ 5

O corpo, esse ilusionista

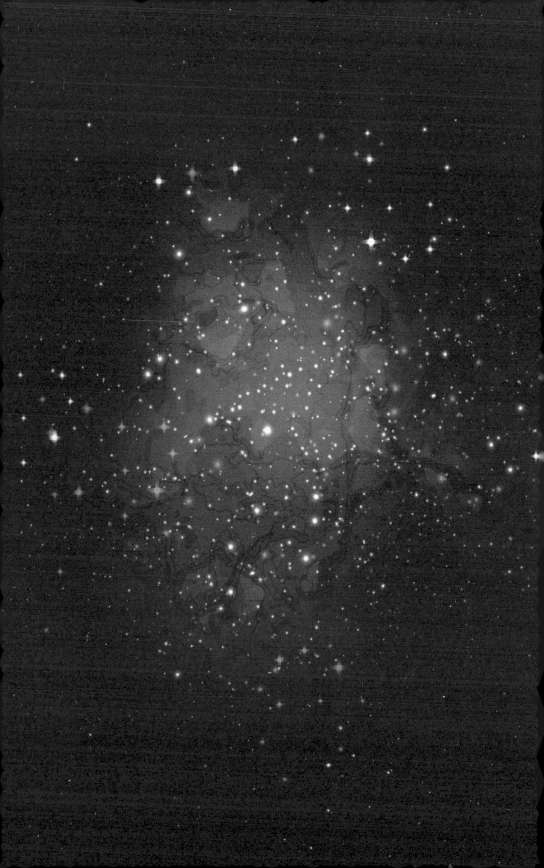

Minha identidade

Q ualquer semelhança com você é mera coincidência.
O meu nome é Luz e o meu sobrenome é Consciência. A minha altura pode variar entre alguns poucos centímetros até pouco mais de dois metros. Peso o que a balança acusar e isso depende de variáveis circunstanciais. Minha pele e cabelos se apresentam em cores que variam a olhos vistos e em um verdadeiro arco-íris aos que conseguem enxergar todo o espectro de frequência de ondas. A minha origem é a África, de onde nós todos viemos.

Nossa espécie surgiu na África há cerca de 6 milhões de anos e, há 2 milhões, começou a se espalhar para a Eurásia. Há 200 mil anos, na África Ocidental, surgiu o *Homo sapiens*, nosso ancestral. As aparentes diferenças de cor de pele, estatura e estrutura física são de exclusiva responsabilidade da Epigenética, que exerce competentemente o propósito de garantir a sobrevivência da espécie quando ameaçada pelas influências do meio ambiente, notadamente as questões climáticas, geográficas e as influências culturais como nutrição e estilo de vida.

Fui concebida por uma causa-ação descendente da consciência cósmica, conhecida também como Deus. Apareci na dimensão visível como uma semente de memórias em vibração. Tornei-me uma colônia de moléculas formadas por átomos. Sou distinguida das demais espécies por um ínfimo, embora significante, detalhe na molécula de DNA.

Na fecundação, forma-se o ovo, uma única célula que se divide progressivamente até compor um bebê e, em seguida, um adulto. Esse processo de divisão e diferenciação celular pelo qual se formam os mais de 50 trilhões de células de todos os órgãos é chamado de morfogênese. Observe que elas não se separam, mas se diferenciam e, portanto, estão todas conectadas a uma origem comum, aos genes que adquirimos da nossa mãe e do nosso pai em quantidades iguais.

Uma curiosidade inacreditável é que, enquanto o alfabeto da língua portuguesa tem 26 letras, o alfabeto da vida tem apenas quatro: A, G, C e T. O gene, expressão do DNA, é composto de basicamente quatro químicos: adenina, guanina, citosina e timina. O mais inquietante é que esse "alfabeto" é o mesmo para bananas, mosquitos, hipopótamos e também para seres humanos. Somos todos criação do mesmo alfabeto, simples assim.

Desde a fecundação, as células se diversificaram formando órgãos, tecidos e tudo o mais que foi identificado e catalogado pelo estudo da anatomia ao longo dos tempos. Tornei-me uma fisiologia complexa. Com diversos órgãos e sistemas funcionando em perfeita harmonia.

Considerando a minha idade, o meu corpo se assemelha a uma bolha de sabão abrigando uma gota de água, ou seja, a minha dimensão material, toda essa fisiologia, representa menos de 1% do que aparento ser, e os restantes 99,999...% é vazio a ser ainda explorado. Contudo, não sou um fantasma.

À medida que pesquisava sobre o corpo, queria entender melhor de que é formado, como funciona, por que adoece, quem e o que tem influência sobre ele. Há um consenso na ciência de que o corpo humano é composto, em sua maioria, de água, variando de acordo com a idade. As proporções são, aproximadamente, nos fetos 99%, nos bebês 90%, na idade adulta 70% e em idades mais avançadas 50%.

Sei agora que o meu coração bombeia mais de 378 litros de sangue por hora, mais de 10 mil vezes em um dia, através de 96 mil metros de vasos sanguíneos. O meu sistema vascular corresponde a 3% do meu peso corporal. Inalo 2 trilhões de litros de ar por dia que, em segundos, são transportados para todas as células do meu corpo. E quem administra tudo isso é o admirável cérebro, generosamente fornecido pela genética, que permite ao sistema nervoso regular a si mesmo e a todo o corpo.

Nas aulas de hidráulica do curso de Engenharia, aprendi o comportamento dos fluidos – líquidos e gases –, vazão e velocidade em uma tubulação, além do funcionamento de bombas hidráulicas. Entretanto, sobre perdas autorregenerativas, não me ensinaram. Não fazia parte da grade curricular.

Perco 25 milhões de células a cada segundo e outras tantas se formam. Cada uma dos meus trilhões de células passa por milhões de funções a cada segundo, comunicando-se mais rápido do que a velocidade da luz. Opa!! Mais rápido que a velocidade da luz? É algo que apenas a Física Quântica explica.

Até o DNA, com seus milhões de anos em evolução, formado por substâncias como carbono, hidrogênio e oxigênio provenientes de uma brilhante estrela de alguma galáxia, recicla-se a cada seis semanas, embora sem abdicar da prerrogativa de armazenar toda a história da vida.

Caramba! Constatar que vim de uma estrela e me tornei um material reciclado é humilhante. Hummm... Reconsidero. Melhor pensando, pode ser curioso e divertido olhar para o meu corpo no espelho e refletir:

> De que corpo está falando? As células estão sempre sendo trocadas, como tijolos voadores para dentro e para fora do prédio. O corpo que vê no espelho não é o mesmo de quando era criança ou o de ontem e o de amanhã. Além da morte das células velhas e do nascimento de novas, átomos e moléculas voam para dentro e para fora aos trilhões a cada hora conforme o corpo é alimentado e elimina os resíduos.[12]

Em aproximadamente um ano, cerca de 98% do meu corpo é compulsoriamente reciclado. As células do estômago reciclam-se a cada cinco dias. Tenho um novo esqueleto a cada três meses e uma nova pele a cada mês. *Como? E aquela mancha que adquiri nas horas de praia? E aquelas cicatrizes das cirurgias que permanecem? Memórias... Ah!! Essas memórias! Mas qual é o papel delas na minha reciclagem? O* jeito foi pesquisar e investigar.

Não podemos dizer que nosso corpo, ou até mesmo nosso cérebro, nos diz como viver, ser ou pensar. O cérebro é um objeto físico, e seria uma lógica circular dizer que um objeto físico criou a si mesmo. No campo da inteligência artificial, é como dizer que foi um robô que inventou os robôs.[13]

Essa é a dinâmica que sustenta a vida. Não é preciso a intervenção pessoal para equilibrar os níveis hormonais, regular os batimentos cardíacos ou fazer mil outras funções autônomas. Quem assume o comando é o sistema mente-consciência, tendo o sistema cérebro-mente como instrumento a seu serviço, processando informações do

---

12. CHOPRA, D. **O poder meta-humano**: como desenvolver suas habilidades, transcender a realidade e ir além dos limites do cotidiano. São Paulo: Alaúde, 2020. p. 59.

13. *Idem*. p. 64.

QUEM ASSUME
O COMANDO
É O SISTEMA
MENTE-CONSCIÊNCIA,
TENDO O SISTEMA
CÉREBRO-MENTE
COMO
INSTRUMENTO A
SEU SERVIÇO.

tempo presente em fiel cumplicidade com as memórias das emoções, das experiências vividas e do sistema de crenças de cada um.

A neurociência uniu forças com a genética para revelar que, até mesmo no nível do DNA, os *loops* de feedback em Hierarquia Entrelaçada, que unem mente e corpo, são profundamente alterados pelas informações que são alimentadas através do processamento realizado pelo cérebro. Muitas das informações enviadas através do corpo e que afetam trilhões de células são geradas por imaginação, sensações e emoções de memórias compulsoriamente resgatadas do subconsciente, bem como dos medos, erros, alegrias, crenças e esperanças, que são marcantes e importantes na tecelagem da existência humana. As experiências tóxicas moldam o cérebro de maneira bem diferente das saudáveis.

O fotógrafo e escritor japonês Masaru Emoto, com sua extraordinária pesquisa científica, apresenta no livro *Hado: mensagens ocultas na água*[14] um registro de como a estrutura molecular da água é afetada quando submetida a determinados sons, palavras, pensamentos e sentimentos, resultando em diferenças nas imagens de cristais de gelo. A técnica da pesquisa consistia basicamente em congelar diversas amostras de água, previamente submetidas a diferentes tipos de estímulo com mensagens específicas, e fotografar os cristais formados com microscópios de campo escuro. O interesse de Emoto era estudar a estrutura molecular da água e compreender o que a afeta.

Entre as muitas experiências que fez para essa pesquisa, a mais popularmente conhecida divulgada no documentário *Quem somos nós?: uma nova evolução*,[15] foi realizada em uma estação de metrô na qual foram expostas diversas amostras de água destilada, algumas com

---

14. EMOTO, M. **Hado**: mensagens ocultas na água. São Paulo: Cultrix, 2006.

15. QUEM somos nós?: uma nova evolução. Direção: William Arntz, Betsy Chasse e Mark Vicente. EUA, 2016. DVD (156 min.).

O corpo, esse ilusionista

rótulos com palavras que induziam a pensamentos positivos, como paz, amor e gratidão, e outras que provocavam pensamentos negativos, como guerra e raiva. As pessoas que passavam pela movimentada estação olhavam as amostras e seguiam seu caminho. Depois de um tempo, as amostras foram recolhidas, congeladas e fotografadas. As amostras com palavras positivas apresentavam um cristal bem formado e as amostras que carregavam palavras negativas, cristais deformados.

Entre tantas outras experiências descritas no livro, impressionou-me particularmente a realizada com amostras de uma represa com água poluída, antes e depois de ser submetida a uma oração por parte de 150 pessoas lideradas por um monge budista. O resultado comparava também os cristais de água de rios poluídos com os cristais submetidos a diversos tipos de música e também a essências de flores, como a camomila. Após os experimentos, Emoto concluiu: "A água exposta às palavras amor e gratidão forma o mais belo dos cristais. Evidentemente, a palavra amor sozinha é capaz de formar cristais maravilhosos, mas amor e a gratidão juntos dão aos cristais uma profundidade e um refinamento singulares, um brilho semelhante ao dos diamantes."[16]

O amor tem significados diferentes para cada pessoa e tipo de relacionamento. Todos nós temos experiências diferentes de amor nas relações entre pais e filhos, por exemplo. Cada pessoa percebe ou sente de maneira diferente a mesma experiência e, para alguns, a experiência pode não ter sido boa. Por isso, talvez essa não seja a melhor palavra para harmonizar coração e cérebro e criar coerência, mas faz sentido neste "guarda-chuva" de conceitos: cuidado, compaixão, apreciação e gratidão são facetas do amor. Deve ser essa a razão de os cristais da água exposta às palavras "amor" e "gratidão" juntas serem mais bonitos.

---

16. EMOTO, M. **Hado**: mensagens ocultas na água. São Paulo: Cultrix, 2006. p. 98.

Você tem ideia de como é ter belos cristais fluindo por todo o corpo? Se um simples "muito obrigado" ou "gratidão" mudam uma molécula de água, imagine o que uma prece, palavras de amor, encorajamento e compaixão produzem nos 50% a 70% de água do nosso corpo. Ou ainda o contrário: também podemos adoecer com palavras, pensamentos e sentimentos negativos, como medo, inveja, tristeza, mágoa e ódio. Nossos pensamentos e sentimentos afetam a nossa estrutura física, influenciando a qualidade da água que temos no corpo, o que reflete diretamente na nossa saúde.

Do ponto de vista da Biologia Molecular, o dr. Bruce Lipton, utilizando sólidas bases científicas, defende em seu livro *A biologia da crença* que "pensamentos, que são energia da mente, influenciam diretamente a maneira como o cérebro físico controla a fisiologia do corpo. A 'energia' dos pensamentos pode ativar ou inibir as proteínas de funcionamento das células".[17]

Há muita discussão, e incredulidade por parte de alguns, sobre o acontecimento psíquico poder ou não ser observado do ponto de vista energético. Para me ajudar nessa fundamentação, utilizo as palavras do psiquiatra suíço Carl Gustav Jung:

> A priori, não há motivo que impeça, pois não há razões para que não se considerem os fenômenos psíquicos como objetos da experiência objetiva, uma vez que o psíquico em si também pode ser objeto de experiência. [...] O conceito de energia psíquica é tão legítimo na ciência quanto o da energia física, e a energia psíquica tem igualmente medidas quantitativas e formas diferentes como a física.[18]

---

17. LIPTON, B. H. **A biologia da crença**: ciência e espiritualidade na mesma sintonia: o poder da consciência sobre a matéria e os milagres. São Paulo: Butterfly, 2007. p. 147.

18. JUNG, C. G. **A energia psíquica**: a dinâmica do inconsciente. Rio de Janeiro: Vozes, 2013. p. 16.

O corpo, esse ilusionista

Nessa abordagem, a ideia de energia não é uma substância que se desloca no espaço, como afirma o conceito mecanicista, mas que se movimenta baseada nas relações. A energia psíquica é explicada pelos princípios da Mecânica Quântica: é instantânea e seu campo de influência é ilimitado. Ela permite, portanto, que os fenômenos físicos sejam considerados além do ponto de vista puramente mecanicista, e isso já foi percebido visualmente em exames e experimentos.

Atualmente, a medicina permite, a partir de exames de ressonância magnética, por exemplo, fazer um mapeamento das áreas cerebrais responsáveis pelas respostas motoras e da linguagem, pois, quando uma determinada região do cérebro entra em atividade, há um aumento do aporte sanguíneo para ela, e isso pode ser identificado na imagem. Durante o exame, solicita-se ao paciente que apenas pense estar mexendo uma parte do corpo ou dizendo uma frase e a área específica responsável pelo comando será identificada, iluminando-se como uma lâmpada.

Esse procedimento tem sido utilizado em trabalho de pesquisa, na Bélgica, para saber se existe comunicação com enfermos em estado vegetativo. [...] Durante o exame, é perguntado se podem entender o que está sendo dito ou se tem alguma dor. Se a resposta for "sim", a instrução é de que pensem estar mexendo a mão direita, e se for "não", a mão esquerda. Dessa maneira, foram encontrados vários pacientes diagnosticados como estando em estado vegetativo mas que na realidade estavam minimamente conscientes, apenas impossibilitados de se expressar.[19]

O que podemos aprender com essas experiências? Se é o "olho" do observador que determina a realidade, e se esse olho é orientado pela mente/pensamento, que é a energia psíquica – que não

---

19. NIEMEYER FILHO, P. **No labirinto do cérebro**. Rio de Janeiro: Objetiva, 2020. pp. 108-9.

necessariamente precisa dos olhos para se manifestar e atuar no processo físico em nosso corpo –, e ainda se, como foi comprovado a partir de exames de imagem, os pensamentos influem na parte motora do nosso corpo e na linguagem, quais energias psíquicas estão sob o nosso comando? Você percebe a dimensão do poder dos nossos pensamentos?

Depois que me convenci dessa façanha dos pensamentos, mantenho rigorosa vigilância sobre eles e nunca mais falei nada "da boca pra fora". Se é certo que as palavras acessam campos vibracionais distintos e, portanto, podem desencadear estímulos que influenciam nas respostas celulares, por que usá-las contra você?

Entendido o relacionamento do corpo com os pensamentos, vejamos agora como se relaciona com os remédios. Para explicar o comportamento do corpo quando é agredido por produtos químicos, transcrevo um texto do dr. Deepak Chopra, retirado de seu livro *A cura quântica*. Leia com atenção:

> Se você ouvir uma forte explosão vinda da rua e se sobressaltar em sua poltrona, numa reação instantânea, esse mesmo efeito ocorre diante de um complexo evento interno. O gatilho para esse evento é o jorro de adrenalina liberado pelas glândulas suprarrenais. Levada pela corrente sanguínea, essa adrenalina comunica as reações do coração, que começa a bombear o sangue mais rapidamente – às veias, que se contraem e forçam a elevação da pressão arterial; ao fígado, que põe mais combustível na fórmula de glicose; ao pâncreas, que segrega tanta insulina que mais glicose é metabolizada; e ao estômago e intestinos, que param imediatamente de digerir os alimentos para que a energia seja desviada a outro lugar.
>
> Toda essa atividade que se desenvolve num ritmo violento e com efeitos poderosos em todo o organismo é coordenada pelo cérebro, que

O corpo, esse ilusionista

usa a pituitária para distribuir os sinais hormonais acima descritos. Além disso, outras sinalizações químicas percorrem os neurônios, fazendo com que a vista focalize melhor, os ouvidos fiquem mais aguçados, os músculos das costas se retesem e a cabeça se volte em sinal de alerta.

Para fazer com que todas essas reações se desencadeiem e cessem novamente (ao contrário da droga fabricada pelo homem, o organismo sabe como reverter cada processo desses com a mesma perfeição com que iniciou), ocorre um mecanismo de ajuste, semelhante ao da chave na fechadura. Tudo parece ilusoriamente simples, mas quando se procura repetir esse evento com alguma droga os resultados estão longe de ser tão precisos e a orquestração tão perfeita. Na realidade são caóticos. A injeção de adrenalina, insulina ou glicose puras no corpo causam um choque violento. Essas substâncias químicas começam imediatamente a fluir por todos os pontos receptores sem a coordenação vinda do cérebro e, em vez de se comunicarem com o organismo, elas o assaltam com teimosa insistência. Embora a composição química da adrenalina seja idêntica à produzida pelo organismo, o ingrediente crítico da inteligência precisa estar presente; de outro modo, a ação da droga não passa de um arremedo da reação verdadeira.

[...]

A frustrante realidade, no que se refere aos pesquisadores médicos, é já sabermos que o corpo vivo é a melhor farmácia inventada até hoje. Ele produz diuréticos, analgésicos tranquilizantes, soníferos, antibióticos e tudo mais que é fabricado pela indústria de drogas, mas sua produção é muito superior.[20]

Ou seja, ao longo da evolução histórica, os tratamentos medicinais com drogas químicas provêm de conhecimentos e de determinadas técnicas que deveriam ser exclusivas da área médica e que são

---

20. CHOPRA, D. **A cura quântica**. Rio de Janeiro: BestSeller, 2013. pp. 58-60.

RESPONSABILIDADE CURATIVA

administradas indiscriminadamente ao indivíduo, seja por prescrição ou por escolha do próprio, o qual se submete a elas para obter alívio dos sintomas de seus padecimentos. No entanto, é um erro acreditar que as reações biológicas responsáveis pela vida são geradas como em uma linha de produção, onde um elemento químico causa uma reação, que, por sua vez, causa outra em outro elemento e assim por diante, em um fluxo linear. Também não é possível simplesmente admitir um modelo no qual a fonte do problema pode ser atribuída apenas ao mau funcionamento de um dos elementos dessa linha de montagem e que consertar ou trocar a peça, com medicamentos ou cirurgia, fará com que a saúde do paciente se recupere. Já ouviram falar em reincidências e em efeitos colaterais?

Essa é uma percepção reducionista, linear, característica do universo newtoniano. E, de modo algum, isso desqualifica ou invalida os princípios de Isaac Newton. As leis quânticas não contradizem ou refutam os princípios da física clássica. No entanto, a perspectiva quântica revela que os campos de energia são integrados, entrelaçados, interdependentes, e que o fluxo de informações é holístico. Nas palavras do dr. Lipton, vemos um pouco mais sobre evidências científicas que comprovam essa linha de pensamento: "um artigo de V. Pophristic e L. Goodman publicado no periódico *Nature* revelou que as leis da Mecânica Quântica, e não as de Newton, controlam os movimentos moleculares que geram a vida".[21]

A estrutura do Ser – a nossa estrutura, se preferir –, é parte de uma complexa rede de comunicação simultânea e abrangente, instantânea e não local. Equilibrar e ajustar a química, as proteínas, os hormônios, as memórias e a energia sutil desse complicado sistema interativo exige compreensão profunda do seu funcionamento.

---

21. LIPTON, B. H. **A biologia da crença**: ciência e espiritualidade na mesma sintonia: o poder da consciência sobre a matéria e os milagres. São Paulo: Butterfly, 2007. p. 131.

SE É CERTO QUE AS
PALAVRAS ACESSAM
CAMPOS VIBRACIONAIS
DISTINTOS E, PORTANTO,
PODEM DESENCADEAR
ESTÍMULOS QUE
INFLUENCIAM NAS
RESPOSTAS CELULARES,
POR QUE USÁ-LAS
CONTRA VOCÊ?

RESPONSABILIDADE CURATIVA

O corpo físico não está sozinho

Ao corpo físico já estamos habituados. De alguma forma, em algum momento, fomos apresentados e tivemos contato com ele através da pressão sanguínea, dos batimentos cardíacos, do funcionamento do sistema gástrico, do movimento do ar que entra e sai dos nossos pulmões e da imagem que vemos ao nos olharmos no espelho. Mas os pensamentos, aquela ideia genial, os sentimentos de angústia, de alegria... Onde localizar o amor? Qual a medida do amor intenso e a do amor profundo? Como aplicá-lo ao sistema métrico de medidas? Qual é a medida da saudade e qual é a medida de um pensamento breve e a de uma consciência pesada? Amit Goswami, em seu livro *A física da alma*, explica:

> Temos outros corpos além do físico. São corpos sutis individuais [...]: corpo vital, conectado com os nossos processos de vida específicos; corpo mental, conectado com nossos modos individualizados de meditação; e um corpo intelectual, supramental, que contém os temas aprendidos do movimento do corpo mental, vital e físico e que a consciência medeia a interação entre eles.[22]

Muito antes de os cientistas ocidentais descobrirem as leis da Física Quântica, os asiáticos já consideravam a energia como fator principal para a saúde e o bem-estar. O corpo físico e os corpos sutis, juntos, têm, dentro de si, centros de energia para controlar o fluxo de um sistema de canais de energia. Tais canais são denominados *nadis*, e os centros que os controlam são conhecidos como chakras. Os chakras são responsáveis pelo fluxo energético no corpo humano. No corpo físico, os

---

22. GOSWAMI, A. **A física da alma**: a explicação científica para a reencarnação, a imortalidade e as experiências de quase morte. São Paulo: Aleph, 2008. p. 113.

O corpo, esse ilusionista

canais são representados pelo sistema cardiovascular, linfático e pelos meridianos da acupuntura. Os *nadis* do corpo físico e os meridianos da acupuntura podem ser considerados essencialmente os mesmos.

A palavra "chakra" vem do idioma sânscrito e significa "roda". No Oriente, são vistos como redemoinhos de energia, pequenos funis de energia giratória. Cada chakra tem ressonância com uma determinada cor que deriva da sua vibração e se estabelece em intersecções dos fluxos energéticos, os meridianos. Os escritos antigos mencionam aproximadamente 88 mil chakras, o que significa que no corpo humano não existe praticamente um único ponto que não seja sensível energeticamente.[23]

Com tanta energia circulando no corpo, alguns dos nossos antepassados, em diversos lugares do planeta, perceberam a necessidade de organizar essa "rede elétrica" e de conhecer sua fonte e comportamento. Encontrei referências da origem desse "sistema elétrico", por exemplo, na medicina oriental – que considera o corpo uma complexa estrutura de fluxos de energia chamados meridianos –, na yoga e meditação indianas, no Reiki japonês e no Xamanismo inca. Os conhecimentos apresentados por essas tradições são milenares, complexos, extensos e profundos.

Não tenho aqui a pretensão de apresentar um conteúdo mais consistente ou de discutir as diversas abordagens que encontrei na literatura sobre o tema. Entretanto, antes de me perder nesse emaranhado de circuitos intangíveis, consegui, com muito estudo e leituras direcionadas, entender que as plantas dessa "engenharia elétrica" são similares em todas essas referências. Isso para não correr o risco de, afirmando que são iguais, deixar escapar algum detalhe específico que as diferenciam. Do meu ponto de vista, elas, de alguma forma e em algum momento, se encontraram.

---

23. DE' CARLI, J. **Reiki**: apostilas oficiais. São Paulo: Isis, 2017. pp. 180-181.

Comparando ao "sistema hidráulico" do nosso corpo, perfeitamente tangível, com veias que muitas vezes, ao longo dos anos, deixam a desejar e nos mantêm em constante suspense por não apresentarem uma bomba reserva, a nossa "rede elétrica" é bem mais sofisticada e eficiente. É wi-fi, conta com uma fonte de energia democrática e inesgotável e vai além, pois também armazena memórias. Tem um backup com capacidade para armazenar energia para pelo menos sete gerações futuras.

Os sistemas de chakras são universais. Os sete chakras principais do corpo têm relação com as glândulas endócrinas, com os principais órgãos e estão associados aos nossos sistemas físico e psicológico. Imagine os chakras como rodas constantemente em movimento: se estiverem "presas", a energia não poderá se mover, causando disfunção para os órgãos e adoecimento. Entender sobre seus chakras e como equilibrar sua energia é uma maneira eficaz de harmonizar seu mundo interior. O método Reiki e a prática da meditação, entre outras terapias energéticas, atuam na liberação e na harmonização dos chakras.

Os sete chakras principais, como pode perceber, estão localizados no corpo físico, da base da coluna até o topo da cabeça, e cada um tem uma localização específica, correlação com uma determinada glândula ou órgão e vibra em um espectro de luz próprio.

Temos um oitavo chakra localizado fora do corpo físico, mas dentro do campo de energia luminosa, o que os xamãs chamariam de alma, que é única derivada do nono chakra, a que denominamos espírito. Esse nono chakra os xamãs nos Andes chamam de Campo de Energia Luminosa do Viracocha. "Vira" significa sagrado e "cocha", fonte, ou seja, a parte onde você e o espírito são um.[24]

---

24. MEDICINA energética: o caminho dos xamãs. Younity Brasil, [s.d.]. Disponível em: https://www.albertovilloldobrasil.com/optin/?utm_source=facebook&utm_medium=page&utm_campaign=via-bpt-k1-l1&fbclid=IwAR3V4IFLBJ9i7SHzwsuPdu5i EyVHS-u5l21mlXzA0Q6MXrlwMUI7mWEGbFs. Acesso em: 17 maio 2021.

OS CHAKRAS E SUA IDENTIDADE

CHAKRA	DENOMINAÇÃO	DENOMINAÇÃO EM SÂNSCRITO	LOCALIZAÇÃO	EXPRESSÃO	INSTINTO PRIMÁRIO	GÂNDULA OU ÓRGÃO	COR	FUNÇÕES	SENTIMENTO DOMINANTE
1º.	Raiz ou Básico	Muladhara	Base da coluna, na região do cóccix	Eu Sou	A sobrevivência e a procriação	Suprarrenais e órgãos excretores	Vermelho	Sobrevivência, ligação com o mundo material, energia física	Confiança/ Medo
2º.	Sexual	Svadisthana	Aproximadamente três centímetros abaixo do umbigo	Eu Sinto	A Sexualidade	Ovário, testículos, órgãos reprodutores.	Laranja	Reprodução, Sexualidade	Sexualidade/ Luxúria
3º.	Plexo solar	Manipura	Aproximadamente três centímetros acima do umbigo	Eu Faço	O Poder	Pâncreas, estômago, fígado, vesícula biliar.	Amarela	Vitalidade, vontade, ação	Orgulho/ Desmerecimento
4º.	Cardíaco	Anahata	Coração, centro do peito.	Eu Amo	O Amor	Timo, coração	Verde	Amor incondicional	Romance/ Ciúme
5º.	Laríngeo	Vishuddhi	Garganta	Eu Falo	A Comunicação	Tireoide, pulmão e órgãos da fala.	Azul	Comunicação	Exultação/ Frustação
6º.	Terceiro olho	Ajna	Entre as sobrancelhas	Eu Vejo	A verdade	Pituitária, hipófise, mesencéfalo.	Índigo	Raciocínio lógico, intuição, percepção extrasensorial	Clareza/ Confusão
7º.	Coronário	Sahasrara	Topo da cabeça	Eu Sei	Ética universal	Pineal, Neocórtex	Violeta	Ligação com energias superiores. Plenitude	Satisfação/ Desprezo
8º.	Localizado no corpo de energia luminosa a poucos centímetros acima do Chakra coronário. Não há glândula associada. O elemento é a Alma – Consciência pessoal.						Dourado		
9º.	Não há glândula associada. É a dimensão do espírito, que é infinito. Consciência coletiva – Deus. Luz branca translúcida.								

RESPONSABILIDADE CURATIVA

Quando observo as características de personalidade descritas por Carl Gustav Jung (sensação, sentimento, pensamento e intuição),[25] faço um paralelo com o contexto do corpo físico e dos corpos da consciência de Goswami (vital, dos sentimentos; mental, dos pensamentos; e supramental, das intuições) e percebo que, nessas relações, também se evidenciam os conceitos do Pensamento Sistêmico. Isso porque as propriedades essenciais de cada órgão são propriedade do todo, ou seja, são propriedades que nenhuma das partes possui em separado. Dessa forma também ocorre entre os corpos da consciência as sensações, os sentimentos, os pensamentos e as intuições, que são intercorrelacionados e interdependentes. Isso caracteriza uma dinâmica explicada pelo princípio do Entrelaçamento Quântico. Compreender essa relação sistêmica é estabelecer a natureza dessas relações e seus mecanismos.

No corpo físico, o coração não exerce seu propósito se não estiver visceralmente ligado ao sistema vascular. Analogamente, cérebro e mente precisam estar energeticamente conectados para cumprir o seu papel. A ciência quântica nos mostra que o mundo não pode ser analisado em elementos isolados que supostamente parecem ter existências independentes. O duplo papel desses corpos, como parte e totalidade, exige vigilância focada em uma integração que os incline a funcionar como partes de um todo maior, perseguindo com determinação o equilíbrio da saúde integral: espírito, mente e corpo.

Nessa perspectiva, temos de considerar a ciência de outras culturas, como a indiana, a chinesa e a japonesa, para examinar o entendimento sobre o corpo vital. Na Índia, por exemplo, a cura *yogue* e a medicina Ayurveda, o mais antigo sistema de saúde de que se tem notícia, com mais de 5 mil anos de história, consistem em uma abordagem múltipla acerca daquilo que somos. Corpo, mente e espírito.

---

25. JUNG, C. G. *et al.* **O homem e seus símbolos**. Rio de Janeiro: HarperCollins, 2016.

O corpo, esse ilusionista

É ainda importante ressaltar, novamente, que as descobertas revolucionárias da Física Quântica no domínio dos átomos e das partículas subatômicas levaram os físicos a ver o universo como uma teia interconectada de relações, cujas partes podem ser definidas somente por intermédio de suas conexões com o todo. Sabendo disso, passei a entender que realmente estamos, todos e tudo, juntos e entrelaçados. Então não é força de expressão nem metafórico dizer que "somos um".

Se você está disposto a assumir com competência e responsabilidade a administração da qualidade da sua existência, precisa ter conhecimento minimamente consistente sobre seus corpos físico e sutil, sobre a dinâmica que sustenta a vida e sobre seu lugar no multiverso atemporal. A responsabilidade sobre si mesmo é indiscutível e absolutamente parte da alçada de cada um. A autoridade de "o que" e "como" pode ser compartilhada com os profissionais reconhecidamente capacitados das mais diversas áreas da saúde e da espiritualidade, na medida em que não ultrapasse a fronteira da responsabilidade da sua gestão. A vida nos foi presenteada e cada um sabe a que lhe compete.

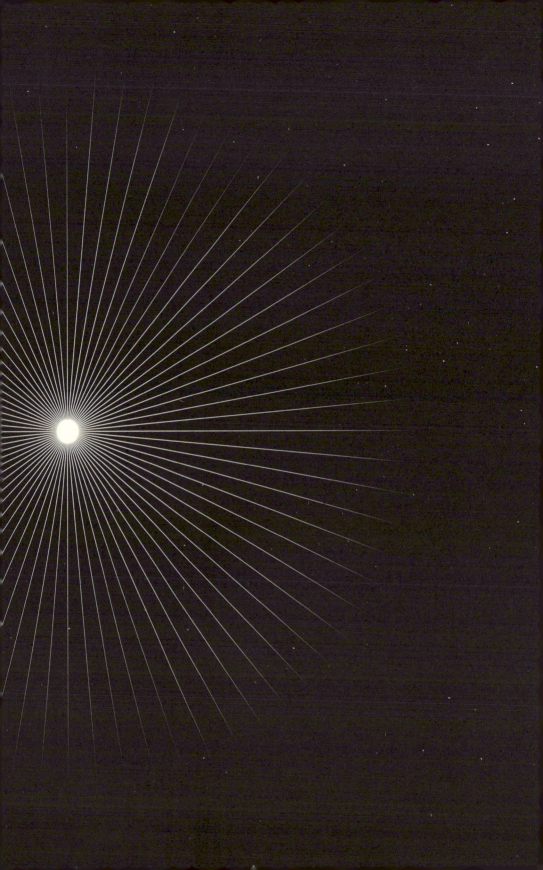

CAPÍTULO 6

A doença é outra coisa

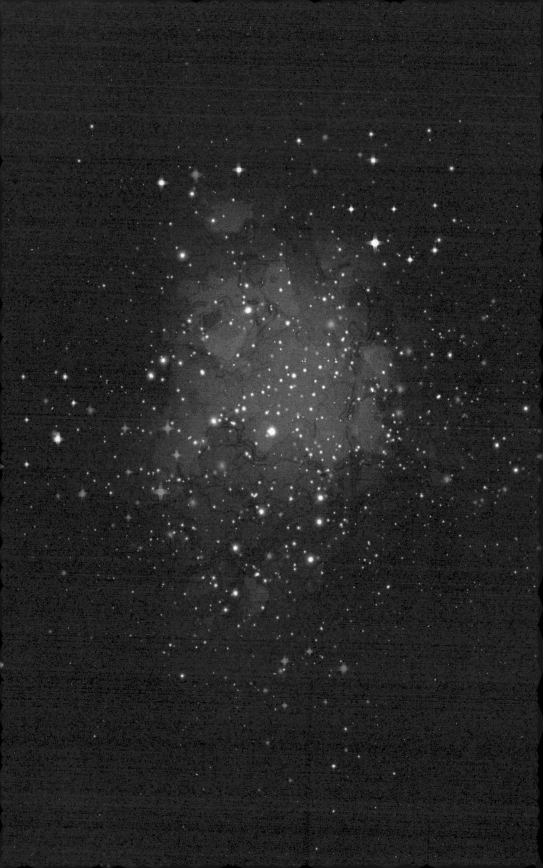

Nem todas as doenças e enfermidades começam em nossa mente. Sem dúvida nascem bebês com patologias e condições genéticas ou de outras origens que não poderiam ter sido desencadeadas por nossos pensamentos, sentimentos, atitudes e crenças. Além do mais, estar em exposição a toxinas ambientais, ter nascido ou viver em regiões de conflito e de extrema pobreza podem certamente causar danos ao corpo humano. Entretanto, é preciso reavaliar a convicção de que o corpo humano é desprovido de inteligência e que é indispensável o uso de medicamentos externos para manter a saúde.

> O cérebro controla o comportamento de todas as células do corpo. Isso é algo importante a se considerar antes de acusar as células de nossos órgãos e tecidos pelos problemas de saúde que temos. [...] Por meio da autoconsciência, a mente pode usar o cérebro para gerar "moléculas de emoção" e agir sobre todo o sistema. Enquanto o uso apropriado da consciência pode tornar um corpo doente mais saudável, o controle inconsciente inapropriado das emoções pode causar muitas doenças [...].[26]

---

26. LIPTON, B. H. **A biologia da crença**: ciência e espiritualidade na mesma sintonia: o poder da consciência sobre a matéria e os milagres. São Paulo: Butterfly, 2007. pp. 155-156.

RESPONSABILIDADE CURATIVA

Para a maioria das doenças, vamos ao médico acreditando que ele nos livrará da enfermidade e ficaremos saudáveis. Assim tem sido na medicina ocidental há milhares de anos, desde Galeno, proeminente e talentoso médico e filósofo romano, que trouxe importantes contribuições para a área com seus estudos e suas pesquisas sobre a fisiologia humana. A crença é de que, se o corpo está doente, ao retirar a doença o corpo ficará saudável. Um entendimento de separação que acredita que a doença é localizada e não tem nada a ver com o resto do corpo, um paradigma que ainda vale e prevalece nas concepções médicas vigentes. Fomos condicionados a essa crença, pois, em termos médicos, é muito mais simples "consertar" um corpo mecânico sem ter de pensar na incômoda figura de um "fantasma".

E, por falar em consertar o corpo mecânico, trago aqui neste capítulo casos diferentes, da minha experiência pessoal e outras que pude presenciar de perto, para ilustrar o que venho tentando lhe dizer sobre a relação intrínseca entre corpo e mente, e sobre a visão equivocada da medicina, quando insiste em enxergar apenas os sintomas e não o paciente.

Primeiro, vou lhe contar com mais detalhes a experiência pessoal que já citei no primeiro capítulo. Você deve se lembrar das minhas dores no joelho e da dificuldade de locomoção e que, após o exame clínico, a médica reumatologista me liberou dizendo que, a partir de uma determinada idade, todos teremos rugas, cabelos brancos e artrose. Esse diagnóstico me atingiu como uma sentença, uma afirmação de que teria uma velhice senil, à base de medicamentos e consultas médicas, exames e terapias. Poucos meses depois desse que já não era um prognóstico animador, as dores e as limitações que vinha sentindo ficaram mais fortes, graves, e o próximo passo seria o de uma cirurgia para a implantação de uma prótese no joelho, já pensando em uma segunda a ser implantada no quadril.

É PRECISO REAVALIAR
A CONVICÇÃO DE QUE
O CORPO HUMANO
É DESPROVIDO DE
INTELIGÊNCIA E QUE É
INDISPENSÁVEL O USO
DE MEDICAMENTOS
EXTERNOS PARA
MANTER A SAÚDE.

E me intrigava: por que tantas doenças? Por que intercorrências tão graves no aniversário de 40 anos de cada um dos meus dois filhos? Por que tudo acontecia do lado esquerdo do meu corpo?

Com o propósito de encontrar respostas na psicossomática, fiz um curso de Especialização em Psicologia Analítica, participei de congressos sobre Saúde Quântica, fiz formação em Ativismo Quântico com o físico Amit Goswami, fui para retiros de meditação, passei a praticar yoga, participei de cursos de Reiki, me informei em cursos, leituras e workshops sobre a Nova Medicina Germânica do dr. Hamer, conheci os ensinamentos de Bert Hellinger e há mais de oito anos participo de várias dinâmicas de constelações familiares e aprendi algumas técnicas de terapias energéticas.

À proporção que eu conhecia as diversas facetas do adoecimento, as peças do quebra-cabeça iam aparecendo e se encaixando. Foram várias. Na aula de arteterapia fui solicitada a desenhar uma parte do corpo, a primeira que me viesse à mente e, embora não sentisse nenhum desconforto no estômago, foi o que escolhi desenhar. Grande, ocupou quase toda a folha, maior que o próprio órgão e pintado de vermelho. A leitura da professora foi: "Rebeca, você está comendo sapo e está gostando. Desenhou só a entrada do estômago, não desenhou a saída". Essa foi a primeira ficha. Nesse momento, reconheci que realmente estava acumulando pensamentos e sentimentos para os quais não dava vazão.

Todas essas doenças e situações que citei anteriormente me enfraqueceram e eu caí na armadilha da vitimização. Vinha alimentando expectativas de cuidados, prioritariamente dos filhos. Na viagem a Paris para comemorar o aniversário do filho e acompanhada também do neto, minha participação foi dolorosamente secundária. Ao mesmo tempo que desfrutava das maravilhas da cidade e da companhia deles, minha alma, sem minha permissão e sem avisar, se ressentia profundamente da situação. Conflito velado entre razão e emoção, entre consciente e subconsciente. Consequentemente o quadro de baixa autoestima estava sorrateiramente instalado. Sentia-me desvalorizada, e essa é uma mensagem poderosa para a destruição de tecidos e cartilagens. Aprendi isso com os ensinamentos da Nova Medicina Germânica do dr. Hamer. Com as cartilagens desgastadas, as articulações perdem suas "almofadas" protetoras, e a fricção osso com osso reclama e dói.

Ainda se passaram sete meses antes que eu encontrasse a última peça do quebra-cabeça. Alguns dias antes do Natal desse mesmo ano da ida a Paris, eu estava bisbilhotando as redes sociais e vi uma postagem do meu filho sobre a nossa viagem. O texto dizia que os melhores momentos da vida são nas viagens. Curiosa, logo abri as fotos e, para minha surpresa, em nenhuma delas eu aparecia. A primeira sensação foi a de um punho fechado me atingindo fortemente no estômago. Na minha memória "traumática", eu realmente visualizo um punho cerrado saindo da tela do computador e atingindo o meu estômago. As fotos, rigorosamente selecionadas, incluíam várias pessoas do nosso círculo de amizades, mas nenhuma comigo. Foi nesse momento que percebi com clareza que estava me deixando abater por sentimentos e emoções negativas, sentindo-me desvalorizada e assumindo o papel de vítima. Percebi também que o alerta veio do corpo, através das doenças.

Quebra-cabeça montado, a varinha de condão entrou em ação e desencadeou rápidas transformações que resultaram na minha cura. Após mais dez seções de hidroterapia, me dei alta. Não tomei nenhum anti-inflamatório, antibiótico ou analgésico. Dizem que cartilagens não se recuperam, mas as minha contrariam essa crença: estou curada e levo uma vida normal.

Hoje sinto alegria em dizer que essa história teve um final feliz. Por circunstâncias do destino, esse meu filho está morando comigo.

RESPONSABILIDADE CURATIVA

Fantasiosas arestas foram ressignificadas e nós convivemos em perfeita harmonia. Essa é a experiência de quem escapou de uma cirurgia traumática e desnecessária. É a minha história, mas a sua pode ser outra.

Pouco tempo após minha recuperação, uma amiga da época de colégio recebeu o mesmo diagnóstico: precisaria colocar prótese no joelho. Sabendo da minha história, me convidou para um café e queria saber o que eu tinha feito para escapar da cirurgia. Eu já desconfiava que o caso dela fosse diferente, pois desde muito jovem ela praticava tênis regularmente. Conversamos sobre o histórico dela nas quadras, as intercorrências traumáticas das competições e sobre os resultados dos exames de imagem. Nesse caso, não havia dúvidas quanto ao diagnóstico. Era uma atleta, já com 70 anos, que praticara esporte de impacto desde a juventude. Ela se submeteu à cirurgia, colocou a prótese e já voltou ao tênis.

Como o meu, existem diversos relatos que demonstram a importância da vigilância constante e criteriosa sobre suas questões de saúde, além de questionar diagnósticos e prognósticos se quiser assumir com responsabilidade a gestão do seu corpo.

Lembro-me de, aos 10 anos, na casa da minha avó, sempre encontrar Marília[27] dedicada, estudando para passar no vestibular de Medicina. Mas minha família mudou-se para outra cidade e perdemos o contato. Nos reencontramos anos depois, ela médica e eu engenheira, já casadas e com filhos, e passamos a nos ver com ainda mais frequência depois de sua aposentadoria. Foi uma surpresa quando a vi em uma cadeira de rodas sendo empurrada pelo marido. Contou-me que estava com artrose avançada e que precisaria de prótese no joelho. Internamente, questionei-me como uma mulher tão forte, tão dinâmica e ainda com tanta vitalidade, estava nessa condição.

---

27. Nome fictício para preservar a identidade real.

A doença é outra coisa

Há dois anos, encontrei-a novamente na comemoração de aniversário de uma amiga em comum. Marília já estava com a prótese, mas continuava dependente da cadeira de rodas. A conversa a sua volta estava animada, falavam a respeito das festas de comemoração dos cinquenta anos de formatura da sua turma de Medicina. Fiquei intrigada com as fotos que circulavam nos celulares de mãos em mãos, com Marília, muito bonita, caminhando ao lado do marido. Caminhando, não! Desfilando elegantemente. Perguntei à sua filha sobre a cadeira de rodas e ela disse que, durante as comemorações, a mãe não quis nem saber do equipamento.

Em seu livro *No labirinto do cérebro*, o dr. Paulo Niemeyer Filho conta a respeito de sua experiência como neurocirurgião e das diversas descobertas recentes da área. Em uma das passagens, na qual fala a respeito de pacientes que apresentam doenças da alma camufladas de sintomas físicos, me faz refletir sobre esse caso:

> Lembro-me do que disse uma paciente com dor lombar crônica, difusa, com irradiação para os membros inferiores de maneira atípica, sem uma causa aparente e sem resposta aos tratamentos: "Doutor, lá em casa todos se preocupam comigo e vivem em função da minha dor". Pensei no que aconteceria se a dor passasse [...].[28]

Após essa e outras observações, estudos a respeito do corpo e da cura, e ao conseguir reverter meu problema no joelho, a influência da mente no corpo ficou para mim cada vez mais evidente e impossível de ser ignorada. Sabia que poderia ter o controle da gestão do meu corpo e das minhas enfermidades. Por isso, em outubro de 2019, quando comecei a sentir um desconforto abdominal – ouvia barulhos e sentia

---

28. NIEMEYER FILHO, P. **No labirinto do cérebro**. Rio de Janeiro: Objetiva, 2020. p. 131.

movimentações esquisitas no intestino –, decidi investigar sozinha durante algumas semanas. Analisei as respostas do meu corpo, trocando a alimentação, observando que momentos do dia eles apareciam, se estavam relacionados aos horários ou ao tipo de alimento… mas não cheguei a uma conclusão. Desconfiada de que poderiam ser vermes, agendei uma consulta médica.

Havia quase dois anos, a única médica que eu frequentava era a dermatologista por questões puramente estéticas. O médico, ao me receber, repreendeu minha ausência. Em resposta, afirmei que não voltara antes por não estar sentindo nada e, também por isso, havia suspendido toda a medicação. Ele desaprovou a atitude, afirmando: "Dona Rebeca, o tratamento é profilático". Me convenceu, agora não suspendo mais nada sem antes o consultar. Ali, o exame de rotina incluiu medir a pulsação, a pressão e fazer o exame da íris, seguido de uma entrevista.

Primeiro ele se assustou com o exame da pressão arterial: 14x9 – a minha vida toda, sempre mantive a pressão em torno de 12x8. Depois com o exame da íris, o susto foi ainda maior: estava com diverticulite, com dois pólipos, mas "não é câncer", disse ele. Ele sabe que eu sou vegetariana e que na alimentação dou preferência aos alimentos naturais, nada de embutidos, conservas muito raramente. Mesmo assim, fez mais algumas perguntas sobre a minha alimentação.

Antes que ele determinasse os exames que precisariam ser feitos, me adiantei afirmando que não faria uma colonoscopia. Depois de discutirmos a sua necessidade, chegamos a um acordo. Eu tomaria a medicação homeopática prescrita e na próxima consulta, em seis meses, se ainda houvesse suspeita de diverticulite, eu faria esse exame.

Não me abalei em nenhum momento da consulta, mas minha curiosidade ficou aguçada. Tentei relembrar o que havia acontecido nos últimos dias ou horas que antecederam a consulta. Poderia ter

ESSA É A
EXPERIÊNCIA DE
QUEM ESCAPOU
DE UMA CIRURGIA
TRAUMÁTICA E
DESNECESSÁRIA. É
A MINHA HISTÓRIA,
MAS A SUA PODE
SER OUTRA.

sido a posição invertida de yoga que eu tinha feito em casa no dia da consulta a culpada pela alteração na minha pressão arterial? Eu havia praticado yoga pela manhã com uma série que incluía posições em que eu ficava de cabeça para baixo, como a *sarvangásana*, e na qual demorei mais do que de costume. Então perguntei à professora se alguma posição poderia influenciar na pressão arterial, e ela de pronto respondeu: "as posições invertidas". Bingo! Eu passei três dias medindo a pressão em casa e estava sempre normal.

Quanto aos exames solicitados, fiz todos os de sangue, o Ecocardiograma bidimensional com Doppler colorido e o Ecodoppler colorido de artérias carótidas e vertebrais. Deixei para fazer o Holter, com seu processo muito desconfortável, após receber o resultado dos demais. Como todos estavam normais e a pressão também, considerei que esse não seria necessário.

Bem, eu tinha seis meses para escapar da colonoscopia. Investi então na minha intuição. Procurei uma médica que estudou medicina quântica e medicina Ayurveda e ela admitiu a possibilidade de ser mesmo vermes. Eu almoço com frequência em restaurantes self-service e como muitas verduras, legumes e frutas cruas. A médica também entende de exames por leitura da íris e me disse que às vezes os vermes encapsulados na parede do intestino enganam na leitura desse exame. Ela prescreveu algumas sessões de enemas e, em três semanas, os barulhos e movimentos desapareceram. A minha intuição estava certa: eram mesmo vermes. Em menos de um mês eu tinha cumprido a minha parte do acordo. A colonoscopia não foi necessária.

Para a consulta de retorno com o homeopata em novembro, levei os resultados dos exames laboratoriais impressos e também o Ecocardiograma e o Ecodoppler. O médico me explicou cada resultado e afirmou estarem todos dentro da normalidade, sem nenhum indicador fora dos parâmetros de perfeita saúde, inclusive os marcadores tumorais.

A doença é outra coisa

Mediu a pressão duas vezes: 12.4x7.8, também dentro da normalidade. Olhou minha íris e língua e, com relação à suspeita de diverticulite, disse que tinha sido apenas uma inflamação no intestino.

Concluindo, saí da primeira consulta, no dia 11 de outubro, com suspeita de cardiopatia e diverticulite. No retorno, no dia 7 de novembro, menos de um mês depois, eu estava em perfeita saúde. Diagnóstico precipitado? Imagine se tivesse perdido a calma e ficado pensando no pior. Que mensagem eu estaria mandando para as minhas células?

As minhas providências foram: confiar na minha intuição, investigar, acreditar no melhor, não pensar no pior, procurar outras linhas de tratamento, fazer uma dieta líquida de sucos e caldos para o jantar durante uma semana, caminhar no parque sob as árvores, pisando no terreno e não na pista de asfalto, meditar abraçada a uma árvore, focando o pensamento em saúde, sabedoria e compaixão de cura para cada uma das minhas células, órgãos e glândulas.

O vasto e complexo campo da medicina não pode ser dominado em sua plenitude. O que o médico aprende na faculdade é limitado às especialidades que escolheu para se aperfeiçoar. Portanto, a estreita parceria com o paciente é extremamente importante para a assertividade do diagnóstico. Cada um sabe de si.

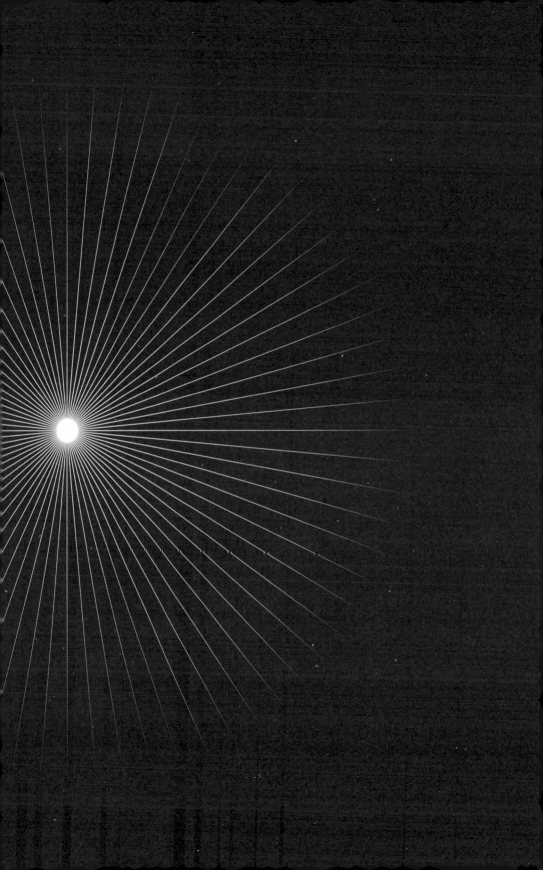

CAPÍTULO 7

Memórias

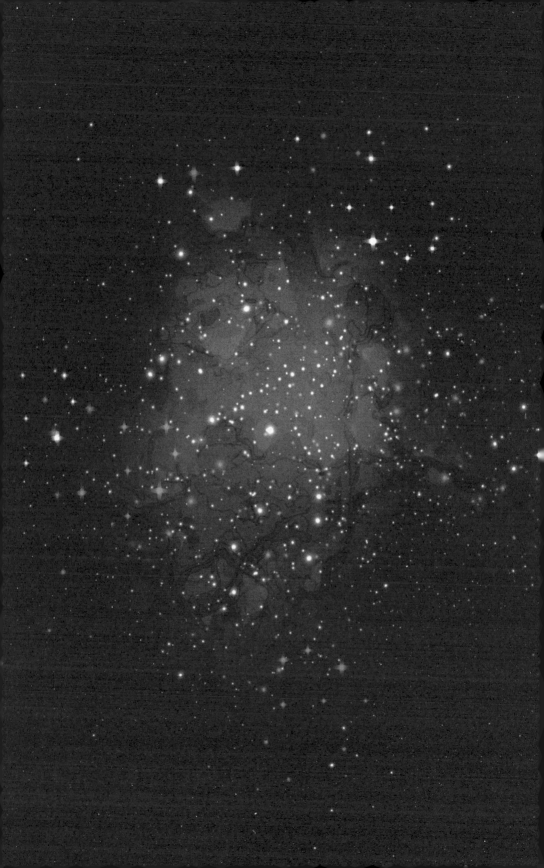

A constante da equação da vida

De acordo com os meus estudos, as memórias são as constantes da equação da vida. Você muda as variáveis, remaneja o time, atualiza as regras do jogo, mas as memórias estão sempre em campo. Nossas células são recicladas a cada seis semanas, mas o DNA não abre mão de armazenar toda a história do *Homo sapiens*. A Epigenética teoriza que nossas células conseguem se "lembrar" de tudo que vivemos. É certo que o maior triunfo da evolução é a memória e, sem dúvida, foi ela que tornou a vida humana possível.

Não vou me deter aqui no papel da memória dos anticorpos do nosso sistema imunológico ou na capacidade do DNA de se lembrar das experiências e codificá-las para as gerações futuras. O que pretendo abordar são as memórias das emoções que estruturam a linguagem da vida humana, as memórias dos medos, das mágoas, dos acontecimentos traumáticos e dos conflitos históricos e familiares que herdamos de muitas gerações que nos antecederam. Estamos quanticamente emaranhados nessas memórias, e meus estudos e vivências pessoais me permitem acreditar serem elas a causa da maioria dos nossos problemas que, por desconhecimento dessa dinâmica, não nos apercebemos. Não podemos criar um novo futuro enquanto vivermos no passado.

Procurando a memória

Ao tempo que escrevia este capítulo, assisti a uma entrevista da jornalista Leda Nagle com o dr. Paulo Niemeyer Filho,[29] que apresentava o livro *No labirinto do cérebro*, que até então desconhecia. Imediatamente comprei um exemplar. A sensação era a de receber um presente do universo quando constatei que alguns temas do meu interesse eram abordados nesse livro publicado por ninguém menos que um dos mais conceituados neurocirurgiões da atualidade. Fiquei fascinada e agradecida pela chance de satisfazer a minha curiosidade em saber sobre o conhecimento da medicina clássica e poder fazer um paralelo com a visão de mundo quântico.

Sobre memórias, ele cita o filósofo inglês John Locke, que, no final do século XVII, em seu livro *Ensaio sobre o entendimento humano*,[30] descreveu a memória como: "'A faculdade que possui o espírito de ressuscitar percepções passadas, diante de percepções presentes, indicando que elas já foram experimentadas'. [...] Em resumo, ele [Locke] sugere que somos o que lembramos".[31] E ainda acrescenta sua própria perspectiva a partir da neurociência, admitindo que a memória possa ter uma área anatômica específica:

---

29. Dr. Paulo Niemeyer Filho: No labirinto do cérebro. 2020. Vídeo (47min59s). Publicado pelo canal Leda Nagle. Disponível em: https://www.youtube.com/watch?v=yt0QKQPGzcU. Acesso em: 10 abr. 2021.

30. LOCKE, John. **Ensaio sobre o entendimento humano.** São Paulo: Martins Fontes, 2012.

31. NIEMEYER FILHO, P. **No labirinto do cérebro**. Rio de Janeiro: Objetiva, 2020. p. 71.

Hoje, sabemos que a memória se encontra espalhada pelo cérebro, na forma de circuitos que integram várias áreas. Esses circuitos são modulados por substâncias químicas chamadas de neurotransmissores. [...] Ainda não se sabe onde nas células estão armazenados os chamados engramas, que são as gravações dessas informações e de todas as outras que temos. É provável que estejam espalhadas pelo cérebro, em áreas corticais setorizadas.[32]

O dr. Paulo Niemeyer Filho dá início ao seu livro promovendo uma reflexão sobre o cérebro enquanto órgão e sobre o que nos faz humanos. Assim, ao falar a respeito da massa acinzentada, o córtex, afirma: "Ali se localizam os neurônios, a **consciência**, o encontro da razão com a emoção e, consequentemente, a tomada de decisões".[33] Em seguida, sobre os lóbulos frontais, afirma que são eles que comandam nossa vida e organizam nossas funções executivas, "para tanto, as regiões pré-frontais selecionam e integram informações necessárias, dentro de nossa experiência individual".[34]

A partir dessas afirmações, podemos perceber o entendimento do autor sobre a função do processamento cerebral, que é coerente com a visão mecanicista do órgão. Contudo, quando afirma com precisão a localização da consciência em uma parte específica do cérebro, questiono se temos, ele e eu, entendimentos diversos sobre o que é a consciência. Na perspectiva quântica, ela não é partícula, mas onda de informações caracterizada pelo princípio da não localidade. Memórias são informações, ondas em vibração, e também não são confináveis em espaço ou em tempo. O que a nova ciência mostra é

---

32. NIEMEYER FILHO, P. **No labirinto do cérebro**. Rio de Janeiro: Objetiva, 2020. pp.. 74-76.
33. *Idem*. p. 18, grifo nosso.
34. *Ibidem*.

que desenvolvemos uma espécie de antena biológica que sintoniza as memórias no campo quântico à nossa volta.

Há ainda mais um aspecto a ser considerado. Em fevereiro de 2012, em uma entrevista dada à revista eletrônica *Poder*, o dr. Niemeyer, perguntado sobre o que "a cabeça tem a ver com a alma", respondeu: "Eu acho que a alma está na cabeça. Quando um doente está com morte cerebral, você tem a impressão de que ele está sem alma... Isso não dá para explicar, o coração está batendo, mas ele não está mais vivo...".[35]

Com todo o respeito por quem entende dessa forma, eu, seguramente fundamentada por meus estudos sobre Física Quântica e espiritualidade, me permito a audácia de compartilhar meu entendimento de que a alma está em qualquer lugar, portanto é válido também dizer que está em qualquer órgão – incluindo o cérebro, mas não só. Em essência, está contida em cada parte do todo. Esse lugar onde a alma realmente se encontra não é limitado a qualquer lugar físico.

Como diz o iluminado rabino Nilton Bonder em seu livro *A alma imoral*, "o lugar dessa alma imoral está plantado nos interstícios de nossas instruções matriciais. Ela é o instrumento através do qual a informação, a química e o organismo produzem a si mesmos".[36] Pergunto, então: em se tratando da alma, não seria mais apropriado se rompêssemos definitivamente com o conceito arcaico de localização?

---

35. Por dentro do cérebro – entrevista com o neurocirurgião Paulo Niemeyer Filho. **Hospital Geral de Fortaleza**, 10 fev. 2012. Disponível em: http://www.hgf.ce.gov.br/index.php/noticias/44278-por-dentro-do-cerebro-entrevista-com-o-neurocirurgiao-paulo-niemeyer-filho. Acesso em: 17 maio 2021.

36. BONDER, N. **A alma imoral**: traição e tradição através dos tempos. Rio de Janeiro: Rocco, 1998. p. 135.

A ALMA ESTÁ EM
QUALQUER LUGAR,
PORTANTO É
VÁLIDO TAMBÉM
DIZER QUE ESTÁ EM
QUALQUER ÓRGÃO
- INCLUINDO O
CÉREBRO, MAS
NÃO SÓ.

Memória do coração

Quando experienciamos algo intensamente significante em nossa vida e com um poderoso impacto emocional, geralmente não questionamos quando se trata de uma experiência alegre, e certamente não ficamos presos nessa alegria perpétua, ao mesmo passo que não tentamos encontrar uma maneira de sair dela. Todavia, quando somos traídos por aqueles em quem confiamos, quando nos encontramos vítimas relutantes, quando nossa confiança é violada, quando alguém mente para nós, experienciamos o impacto da dor. E, normalmente, ao tentarmos resolvê-la, trabalhamos com a mente buscando explicações racionais e lógicas no campo dos nossos conhecimentos, relacionamentos sociais, práticas religiosas e com longas terapias de conversa.

No meu círculo de convívio social, conheço pessoas que se submetem à psicanálise há mais de quinze anos e estão confortavelmente convencidas de que esse é um tratamento fadado a não terminar. Fazem isso na tentativa de entender e poder remediar o sofrimento com o auxílio da mente e, não raramente, o tratamento é complementado por algum medicamento químico. Entretanto, com o que vimos até aqui, a memória do fato que desencadeou o sofrimento não é prerrogativa da mente, pois sabemos que o sistema cérebro-mente simplesmente a interpreta.

Quando temos um trauma que nos afeta, ele se aloja na mente subconsciente, onde se hospeda o todo-poderoso, o "salvador da pátria" – pois é assim que ele se vê – EGO, com seu instinto de sobrevivência e mecanismos de defesa. Ele está sempre preocupado em manter vivo o passado, porque pensa que sem ele não seríamos ninguém, e se projeta no futuro para assegurar a sobrevivência.

A maneira como reagimos a um fato não é a mesma para todas as pessoas. Nem todos que passam por um evento traumático o experienciam como um trauma. A memória que ficará de cada experiência é influenciada por vários fatores, tais como a personalidade natural de cada pessoa, o sistema de crenças de cada um, as experiências da infância e a origem do trauma. O trauma pode ser da vida presente, de vidas passadas ou de antepassados – no caso de traumas intergeracionais.

Contudo, qualquer que seja a interpretação registrada na memória, ela impacta nossa fisiologia. Parte da percepção e da emoção experienciadas é congelada e mantém o trauma no nosso corpo energético, vital, apoderando-se de um órgão de sua preferência para se expressar. Há estudos consistentes em diversas correntes das ciências da saúde e da espiritualidade que concluem que a preferência pelo órgão está vinculada à natureza do trauma. Portanto, é necessário que os tratamentos contemplem também as terapias energéticas que envolvam a expressão do corpo e o acesso à mente subconsciente. A psicoterapeuta Sunita Pattani, especialista em diversas técnicas de cura energética e psicológica, sugere duas abordagens de terapia para aprendermos a regular as emoções:

1) Terapia de conversa e terapia de comportamento cognitivo, quando começa a terapia pela parte superior do cérebro, o neocórtex, lobos frontais e pré-frontais; 2) Quando começa ou foca a terapia nas partes inferiores do cérebro. As áreas do tronco cerebral (cérebro reptiliano) são responsáveis por reflexos e pelas respostas automáticas de sobrevivência. [...] Podemos fazê-lo pela respiração, movimento, exercícios de libertação de trauma, EFT (Técnicas de Libertação Emocional), *Matrix Reimprinting*, EMDR (Dessensibilização e Reprocessamento por meio de Movimentos Oculares) etc.[37]

---

37. OS FUNDAMENTOS do trauma psicológico com Sunita Pattani. Quantum Academy, [s.d.]. Disponível em: https://quantumacademy.com.br/fundamentos-do-trauma-psicologico/. Acesso em: 17 maio 2021.

A MEMÓRIA QUE FICARÁ DE CADA EXPERIÊNCIA É INFLUENCIADA POR VÁRIOS FATORES, TAIS COMO A PERSONALIDADE NATURAL DE CADA PESSOA, O SISTEMA DE CRENÇAS DE CADA UM, AS EXPERIÊNCIAS DA INFÂNCIA E A ORIGEM DO TRAUMA.

Fomos condicionados a lidar com a dor que irradia dos neurônios sensoriais do coração porque eles são como antenas que sintonizam as memórias: lembram-se das experiências, e ao lembrarem, sentem. E, como disse anteriormente, quando falamos de inteligência cardíaca e de memória do coração, não são apenas figuras de linguagem. Não é como um novo pensamento, mas uma memória literal que permanece no campo energético do coração, mesmo quando o órgão não está mais no corpo original que teve as experiências. É o que ocorre com pessoas que recebem transplantes cardíacos e por vezes mudam hábitos e preferências.

De acordo com um estudo realizado pelo dr. Paul Pearsall, neuropsicólogo estadunidense, em 74 pacientes receptores de transplante, sendo que 23 eram de coração, foram observados vários graus de mudanças nos indivíduos paralelas às personalidades dos doadores.

Parece que o biocampo acumulado do órgão doador permanece ressonantemente conectado ao órgão após ter sido transplantado para o receptor. Seu campo ressonante pode, subsequentemente, envolver sutilmente a personalidade do receptor, dando origem a novas memórias, comportamentos, preferências e hábitos, por vezes estranhos, correlacionados positivamente com a personalidade do doador.[38]

No curso *Human by Design*, do dr. Gregg Braden, do qual participei em 2019, tomei conhecimento de uma impressionante história de transplante de coração: uma menina de 10 anos, após ter morrido vítima de uma agressão seguida de assassinato nos Estados Unidos, teve seu coração transplantado para outra garota, de 8 anos. O transplante

---

38. PEARSALL, P. **The Heart's Code**: Tapping the Wisdom and Power of Our Heart Energy. New York: Broadway Books, 1998.

foi bem-sucedido, mas imediatamente a menina de 8 anos começou a ter memórias recorrentes e pesadelos sobre a morte da doadora.

E quando ela os compartilhou com desenhistas forenses através das autoridades, ela descreveu em detalhes o que aconteceu naquela noite em seus sonhos, o que ela estava vendo. Ela via que estava sendo perseguida à noite em uma floresta, em uma área arborizada. Ela tropeçou, caiu numa pedra. O homem que a perseguia a alcançou. Ele a agrediu. Ele a olhou nos olhos. Ele disse palavras muito específicas. Ela reproduziu essas palavras enquanto contava a história. Bem, com base no desenho que as autoridades fizeram, em todos os detalhes, e por ser em uma pequena cidade do centro-oeste, eles encontraram um homem que correspondia à descrição. Muito rapidamente ele parou o interrogatório admitindo ter agredido e matado a menina de 10 anos cujo coração está agora no corpo da menina de 8 anos. E as memórias dessa agressão ainda viviam no coração a tal ponto que aquela menina de 8 anos foi capaz de compartilhá-las com as autoridades. O homem foi encontrado, julgado e condenado.[39]

Essa mesma história foi contada por Paul Pearsall sob o título "The Heart That Found Its Body's Killer" (ou, em tradução literal, O coração que encontrou o assassino do seu corpo).

Quando estava se apresentando para um público de psiquiatras, psicólogos e pessoas engajadas em trabalhos sociais, em Houston, Texas, falando sobre as ideias dele sobre o papel central do coração na psicologia e na nossa vida espiritual, uma das participantes pediu que contasse sobre uma paciente de 8 anos que recebeu o coração de uma criança

---

39. HUMAN by Design: Unleashing Your Higher Potential for Self-healing, Longevity & Super-perception. **The Shift Network**, [s.d.]. Disponível em: https://theshiftnetwork.com/course/15453/x2. Acesso em: 17 maio 2021.

de 10 anos que havia sido assassinada. A mãe havia levado a garota ao consultório dessa médica quando ela começou a gritar durante a noite sobre seus sonhos com um homem que havia matado sua doadora. A mãe dizia que a filha sabia quem era. Após várias sessões, a terapeuta sentiu-se convencida de que a criança dizia a verdade. Então, ela e a mãe decidiram comunicar à polícia e, de acordo com as descrições da criança, o assassino foi encontrado. A criança sabia a hora que havia acontecido, sabia sobre a arma, sobre o lugar e as roupas que ele usava. Tudo que ela descreveu foi comprovado pela polícia.[40]

A razão pela qual estou contando essa história é para você saber o quão reais são essas memórias. Não é uma metáfora. Nossos corações contêm neurônios sensoriais que carregam a sensibilidade para acessar essas memórias, boas ou más, ao longo de nossas vidas. Entender isso é importante para contextualizar o entendimento das diversas manifestações da memória e qual o papel delas na nossa saúde e qualidade de vida.

Memória de vidas passadas – consciência não local

Assisti pelo Facebook, em 30 de outubro de 2019, a uma conferência[41] transmitida da Cidade do Cabo, na África do Sul, que consistia

---

40. PEARSALL, P. The Heart That Found Its Body's Killer. *In:* PEARSALL, P. **The Heart's Code**: Tapping the Wisdom and Power of Our Heart Energy. New York: Broadway Books, 1998.

41. 2019 Mind & Life Conversation with the Dalai Lama & David Sloan Wilson. Mind & Life, 30 out. 2019. Disponível em: https://www.mindandlife.org/insight/2019-mind-life--conversation-with-the-dalai-lama-david-sloan-wilson/. Acesso em: 17 maio 2021.

em uma conversa entre Sua Santidade Dalai-Lama e o PhD David Sloan Wilson, professor de Ciências Biológicas e Antropologia da Universidade de Binghamton, biólogo evolucionista estadunidense e autor da obra *Darwin's Cathedral*.[42]

Na transmissão ao vivo, Sua Santidade Dalai-Lama estava nitidamente incomodado com a explanação do cientista estadunidense, que falava sobre sua mais recente pesquisa a respeito da sociabilidade das galinhas quando criadas em ambientes distintos, com diferentes critérios de cuidados. Sorrindo e colocando a mão sobre o joelho do professor Wilson, o líder espiritual tibetano interrompeu a explanação com a seguinte pergunta:

— Você concorda que tudo e todos no universo têm origem em um único tipo de partícula?

— Sim — respondeu o cientista, com a entonação de quem domina o assunto.

— Então, como um único tipo de partícula evolui para uns com consciência e outros não? Pessoas, animais, plantas, pedras...

O cientista, atônito com a interrupção e a pergunta, emudeceu.

Sua Santidade, arauto da compaixão, imediatamente o socorreu do desconforto. Retomou a palavra e explicou que, no entendimento do Budismo, a consciência vem de vidas passadas. O corpo é produto da fecundação, mas a consciência é de vidas passadas. O budista citou alguns exemplos de fatos reais inclusive o dele próprio, que, quando criança de 4 ou 5 anos, lembrava ter conhecido amigos dos seus pais. Brincado e sorrindo, como lhe é peculiar, disse que hoje não lembra mais nem do que ocorreu no dia anterior.

---

42. WILSON, D. S. **Darwin's Cathedral**: Evolution, Religion, and the Nature of Society. Chicago: University of Chicago Press, 2002.

Atualmente, o mercado editorial oferece uma vasta literatura sobre reencarnação e, portanto, foi necessário fazer uma curadoria de conteúdo. Considerando que a minha curiosidade está na parceria entre ciência e espiritualidade, concentrei minha pesquisa nos conhecimentos de dois mestres que submetem seus ensinamentos e práticas espirituais ao rigor da ciência moderna: Sua Santidade Dalai-Lama e o físico PhD Amit Goswami.

Avaliando a memória no contexto da reencarnação, precisamos entender onde ela é formada e se é possível verificar o que poderia transportar algum tipo de informação da experiência vivida entre uma encarnação e outra. Goswami analisa que

> tanto os budistas quanto os hindus sempre postularam que a reencarnação leva tendências e hábitos adquiridos de uma vida para outra. Os budistas chamam-nas de "sanskaras" e os hindus de "karma". Todavia até essas antigas tradições não conseguem sugerir um mecanismo para transferência das tendências. É o ponto que nossa ciência dentro da consciência está elucidando.[43]

Em minha peregrinação pelo desafio de entender a estrutura e a dinâmica da memória, além das consagradas áreas da psicanálise e da psicologia analítica, conheci os métodos EFT (sigla em inglês para Técnicas de Libertação Emocional) e EMDR (em português, Dessensibilização e Reprocessamento por meio de Movimentos Oculares) e a Constelação Familiar Sistêmica como linhas relevantes de investigação e de tratamento que vinculam as memórias – mais especificamente as memórias dos traumas – aos distúrbios físicos e emocionais.

---

43. GOSWAMI, A. **A física da alma**: a explicação científica para a reencarnação, a imortalidade e as experiências de quase morte. São Paulo: Aleph, 2008. p. 142.

RESPONSABILIDADE CURATIVA

Constelações Familiares, memória e traumas dos antepassados

Em um domingo qualquer entre 2010 e 2011, almoçando com uma amiga nos jardins da casa dela, comentei a decisão de fazer uma pequena reforma no meu apartamento, e a filha dela me sugeriu contratar uma conhecida que era arquiteta e elaborava projetos de decoração considerando os fundamentos de Feng Shui para me assessorar. Na segunda-feira seguinte, liguei para a arquiteta, conversamos, ela me pediu a planta baixa do imóvel e, nesse mesmo contato, já marcamos uma data para ela visitar o apartamento, entregar a planta e apresentar o relatório.

No dia marcado, no apartamento, ela andou calmamente por todos os cômodos com um pêndulo na mão. E, depois de concluir o tour, me perguntou:

— Rebeca, você já fez constelação familiar?

Imediatamente me senti desconfortável, culpada pela ignorância.

— Não. Não faço ideia do que possa ser. O que é?

— Você deveria fazer, porque você repete padrões na sua casa que só prejudicam você.

Naquele dia, não dei muita atenção àquele diálogo, contudo fiz mudanças radicais no apartamento para atender as recomendações da arquiteta: reformei o meu escritório de trabalho que, por necessidade de mudança da posição da mesa e do computador, implicou na troca de todos os armários; outra mudança foi na minha suíte, que reorganizei depois do "puxão de orelha" que recebi por estar dormindo no pior lugar do apartamento, segundo o Feng Shui. Dessa harmonização do ambiente, só tempos depois percebi algumas mudanças que pude relacionar cronologicamente com o pós-reforma.

Em 2013, tive a oportunidade de fazer um cruzeiro de cem dias de volta ao mundo. Nessa viagem tirei muitas fotos maravilhosas. Selecionei as mais significativas, providenciei para que fossem reveladas e montei um álbum. Deslumbrada com a beleza das fotos, decidi ampliar algumas e colocar no lugar dos quadros do apartamento. Antes de ampliar, entretanto, fixei as escolhidas com fita adesiva nas paredes e, como eram imagens fortes de desertos e oceanos, achei prudente chamar novamente a arquiteta para me dizer se, à luz do Feng Shui, estavam adequadamente localizadas. Após uma olhada rápida, ela me perguntou:

— Rebeca, você já fez a sua constelação familiar? Você continua repetindo os mesmos padrões.

Sem nenhum conhecimento prévio, uma semana depois lá estava eu fazendo a minha constelação. Foi assim meu primeiro contato com esse conhecimento. Desde então tenho acompanhado várias constelações no papel de participante.

A Constelação Familiar Sistêmica foi desenvolvida no início dos anos 1980 pelo alemão Bert Hellinger como seu método próprio de trabalho, que nomeou primeiramente como As Ordens do Amor e, depois, com a colaboração de sua esposa, Sophie, mudou para Ajuda para a Vida. Trata-se de uma nova abordagem da Psicoterapia Sistêmica Fenomenológica a respeito do que adoece as famílias e impede seus membros de ter uma vida plena, que pode ter origem nas memórias de questões familiares de gerações anteriores. Essa abordagem hoje é também empregada no mundo corporativo e judiciário.

Anton "Bert" Hellinger nasceu na Alemanha em 1925. Sacerdote católico, por muitos anos trabalhou como missionário na África do Sul, junto à comunidade dos Zulus. Formado em Filosofia, Teologia e Pedagogia, Bert deixou a ordem religiosa para dedicar-se a uma formação terapêutica diversificada, abrangendo as mais diversas áreas, desde a psicanálise até a terapia familiar, incluindo a terapia primal, a terapia da Gestalt, a análise transacional e a hipnoterapia.

Ninguém é melhor do que o próprio Bert Hellinger para falar sobre o seu método. Optei, portanto, por compartilhar alguns trechos do seu livro autobiográfico, *Bert Hellinger: Meu trabalho. Minha vida*.[44] Para a seleção dos textos, me pautei nos conceitos e nos exemplos de questões que mais tenho acompanhado nas dinâmicas de que participo.

Constelação é uma ajuda para a vida

Quando se trata de constelação familiar e de nova constelação familiar, falo não de um método terapêutico, e sim de uma ajuda para a vida, pois aquele que irá constelar quer esclarecer algo para si mesmo – por exemplo, quer descobrir as possíveis razões para uma doença, para as dificuldades no relacionamento com o parceiro ou para o que o impede de ter sucesso na vida.[45]

Para quem não conhece, a dinâmica das constelações parece com a do psicodrama ou com a de uma encenação teatral. Entretanto, quando um grupo se reúne com a intenção de ajudar um sistema familiar, e a questão do cliente é colocada, expressa ou veladamente, no campo, ocorre, como que num passe de mágica, que cada participante sintoniza a energia de um dos familiares da pessoa que está sendo constelada, permitindo ao cliente, por sua vez, se ver conectado com

---

44. HELLINGER, B. **Bert Hellinger:** Meu trabalho. Minha vida. A autobiografia do criador da constelação familiar. São Paulo: Cultrix, 2020.

45. *Idem*. p. 131.

a sua verdadeira história, através das pessoas que fazem parte do grupo terapêutico. São pessoas que não se conhecem nem sabem algo de sua história de vida, mas que assumem papéis e trazem informações preciosas do campo sistêmico familiar. Essa é a diferença fundamental. Também é oportuno esclarecer que não é uma seção espírita e que o dom da mediunidade não é necessário. O que ocorre nas dinâmicas de constelação familiar é um fenômeno que pode ser esclarecido pela teoria dos campos mórficos do biólogo britânico Rupert Sheldrake e pelo princípio da COMUNICAÇÃO NÃO LOCAL*, da Física Quântica, que explica o acesso aos Registros Akáshicos, onde está armazenada a memória coletiva.

Note-se ainda que uma constelação tem efeito não apenas sobre o cliente, mas também sobre todos os membros reais de sua família que foram representados por outras pessoas. Portanto, uma constelação familiar influi até dez anos depois. [...] Essas leis nada têm a ver com ética ou moral, tampouco se orientam pela compreensão. Quando são infringidas, provocam sofrimentos emocionais, mas também físicos.[46]

A primeira ordem do amor: o direito ao pertencimento[47]

A consciência coletiva ou de clã é uma consciência de grupo, pois todo ser humano está ligado aos seus pais e ao seu clã em uma comunidade

---

* Ver Capítulo 2, página 49.

46. HELLINGER, B. **Bert Hellinger**: Meu trabalho. Minha vida. A autobiografia do criador da constelação familiar. São Paulo: Cultrix, 2020. pp. 131-132.

47. *Idem*. p. 138.

RESPONSABILIDADE CURATIVA

de destino. Com nossos pais também partilhamos seus clãs e passamos a pertencer a um clã, no qual os do pai e da mãe se uniram.

Um clã se comporta como se fosse mantido coeso por uma força que une todos os membros e por um senso de ordem e equilíbrio que, de certo modo, influi em todos os membros.

Quando o clã, por qualquer razão, nega a um dos membros o seu direito ao pertencimento ou quando a própria pessoa, também por qualquer razão, é que se exclui, as consequências podem ser desajustes e fracassos na vida profissional.

Lembro-me de dois casos que me marcaram por terem em comum a imigração japonesa no Brasil, no período da Segunda Guerra Mundial.

O primeiro foi o de um senhor de meia idade, nissei, diretor de uma grande instituição financeira brasileira, que se apresentou para constelar sobre o medo que tinha em se aposentar do banco e investir seus recursos em uma atividade comercial em sociedade com o filho, já adulto. Fundamentava sua insegurança no fato de que todos os seus irmãos e descendentes não tinham sucesso nos negócios. Só ele tinha um emprego fixo, conquistado através de concurso.

A terapeuta consteladora reuniu o grupo de representantes no centro da sala e logo uma das participantes se manifestou. Disse que estava se sentindo como se estivesse com uma espada na mão querendo lutar. Descreveu bem a espada e a circunstância da luta. O cliente ficou visivelmente impactado. A dinâmica continuou. A constelação foi das mais longas de que já participei. Não vou me estender na narração, nem tenho esse direito. A identidade e a história de cada um devem ser preservadas. Porém posso contar o que foi revelado.

Os antepassados desse senhor tinham sido samurais e o bisavô dele havia casado com a filha única de uma família japonesa que, como ele, não era simpatizante dos samurais. A pedido do sogro, que queria que o nome da família continuasse nos netos e pósteros, ele trocou o seu nome de família pelo nome da família dos pais da noiva. Negou o nome e a família biológica, se excluindo do clã. Quando o "mistério" foi revelado, o senhor entendeu tudo. Não foi preciso explicar mais nada. Ele saiu com o propósito de restabelecer essa inclusão com seus antepassados.

O outro caso também é de um senhor, filho de imigrante japonês. Ele estava com a esposa e se apresentou como um comerciante de sucesso que possuía uma família equilibrada e feliz. A queixa dele era o sentimento de rejeição que sentia em todos os seus relacionamentos. Sofria profundamente com essa sensação.

Durante a constelação, ele contou que seu pai havia sido colocado pela mãe dele em um navio com destino ao Brasil quando tinha apenas 15 anos. Ele chegou ao porto do Rio de Janeiro portando somente cinquenta dólares e a roupa do corpo. Só sabia falar o idioma da sua terra natal.

Foi fácil entender que ele estava preso na solidariedade com o pai, já falecido, ao sentimento de rejeição pela atitude da mãe. No entanto, foi revelado que a mãe o escolhera, entre todos os irmãos, para ser salvo dos horrores da guerra e para dar continuidade à família em outro país. Então ele compreendeu que o pai havia sido privilegiado, e não excluído, e que aquela sensação de rejeição não era dele, e sim do pai.

Há também casos em que o excluído não é reconhecido por algo pelo qual deveriam ser-lhe gratos, e que um descendente se identifica com ele e o imita sem perceber nem conseguir evitá-lo, pressionado que é pelo senso de compensação da consciência de clã. Muitas vezes ele nem sequer conhece o excluído e nada sabe de sua existência.

Esse membro assume, então, como representante, o destino do excluído. Pensa como ele, tem sentimentos semelhantes, vive de maneira análoga e chega a ter uma morte parecida. Portanto, esse membro da família encontra-se a serviço da pessoa excluída e defende seus direitos. É como se fosse possuído pela pessoa excluída sem perder seu próprio self.

Sempre que a um membro for negado o pertencimento, haverá no clã um ímpeto irresistível para restabelecer a integralidade perdida e compensar a injustiça sofrida.

Uma história que me impressionou pela rapidez com que foi resolvida foi a de um casal com uma filha adotiva. A mãe se queixava do comportamento da filha que, ao entrar na adolescência, tornou-se agressiva e depressiva. De criança amorosa, sem uma explicação aparente, tornou-se rebelde, isolava-se no quarto e não queria contato com os pais. Era um desses casos de adoção de bebê recém-nascido e a garota não sabia que era adotada. Quando a mãe entendeu a lei do pertencimento logo percebeu que essa mudança de comportamento poderia ser as consequências da exclusão dos pais biológicos. Um mês depois, ela voltou e declarou: "O relacionamento está maravilhoso".

"Essa foi uma mudança muito rápida!", eu disse. "O que você fez?" Então ela me contou que no mesmo dia, quando voltou para casa, contou à filha sobre o processo de adoção e sobre a mãe biológica. Ela disse: "Não foi fácil, mas seguimos todas as recomendações que aprendemos aqui de como lidar com essa situação".

Penso que você deve estar curioso para saber por que na infância a garota era amorosa e na adolescência se tornou rebelde. Acertei? O que observamos é que enquanto criança ela pode ter se sentido, sem causa aparente, insegura e procurou garantir com afetos o seu pertencimento ao clã dos pais adotivos. Na adolescência ela começa a sentir que pode ser independente e, inconscientemente, já que não se sente pertencente nem ao clã dos pais biológicos nem ao clã adotivo, ela não precisa mais "negociar" o seu pertencimento e protesta com a rebeldia ou com o isolamento da depressão.

Não é que a pessoa excluída, no caso os pais biológicos, queiram conscientemente interferir no comportamento da filha. É a consciência coletiva a força energética do clã, em busca do equilíbrio vinculado pelo envolvimento, e que pode ser cientificamente explicado pelo princípio do entrelaçamento quântico. Vemos com frequência esses casos que explicam o comportamento estranho de um membro da família.

A segunda ordem do amor: hierarquia[48]

Outra lei fundamental atua na consciência coletiva: em toda família ou em todo grupo predomina uma ordem arcaica e hierárquica, que se orienta pelos antepassados ou pelos pósteros. Portanto, é determinada pelo tempo do pertencimento. Quem já foi membro da família tem preferência em relação aos que vêm depois. Assim, os que vêm primeiro estão em posição mais elevada, e os que vêm depois, em posição inferior. Desse modo, um avô tem precedência sobre seu neto, assim como os pais têm precedência sobre seus filhos, e o primogênito, sobre seu irmão mais novo, e assim por diante. Na consciência de clã, os pósteros e os antepassados não estão em pé de igualdade. Muitas dificuldades manifestadas por crianças, como um comportamento agressivo ou estranho e até mesmo algumas doenças, estão relacionadas ao fato de elas se encontrarem no lugar errado.

---

48. HELLINGER, B. **Bert Hellinger:** Meu trabalho. Minha vida. A autobiografia do criador da constelação familiar. São Paulo: Cultrix, 2020. p. 145.

Quando se acha o lugar certo para elas na constelação familiar, elas acabam mudando. Assim, cada membro da família tem o lugar que lhe cabe.

É frequente se constatar em constelações casos de pessoas que estão enfrentando situações limitantes nos relacionamentos e no campo profissional, por não estarem no seu lugar certo no sistema familiar. São várias as trocas de posição dentro do sistema. Uma das mais veladas está relacionada aos abortos. A alma das crianças abortadas, quer naturalmente ou não, continuam fazendo parte do sistema familiar.

A terceira ordem do amor: equilíbrio entre dar e receber

A necessidade de equilíbrio entre dar e receber possibilita o intercâmbio entre os membros de qualquer sistema como uma estratégia de garantir o pertencimento e manifesta-se basicamente de duas formas. No amor, retribuindo presentes e gentilezas que podem ou não manter o equilíbrio a depender da coerência da troca. Ou no desamor – essa necessidade de equilíbrio ocorre também nos desafetos, quando alguém faz algo de mal para uma pessoa e a outra revida. Nessa situação, a natureza do "equilíbrio" entre dar e receber prejudica a harmonia do grupo. A necessidade de justiça e de vingança, dependendo de como cobrada, pode comprometer o propósito de pertencimento. Também entre as nações, o excesso de desavença, de necessidade de justiça e de vingança tem sido a causa de tantas guerras.

Memórias

O que adoece nas famílias[49]

Na perspectiva da constelação familiar, a doença em nosso corpo pode ter se originado em questões de nossos antepassados, pois estamos conectados à nossa família e ao seu destino.

Se por um lado esse vínculo nos une como fonte de força a tudo o que é grandioso e bem-sucedido em nossa família, por outro, também a tudo o que é incompleto e difícil, a todo peso e a toda culpa. Desse modo, os saudáveis se sentem responsáveis pelos doentes, os inocentes pelos culpados, os felizes pelos infelizes, e os vivos pelos mortos.

O pano de fundo dessa disponibilidade ao "sacrifício" é o fato de termos nascido em uma alma comum. Trata-se de um campo espiritual que compartilhamos com todos os membros da nossa família e que nos une profundamente a eles. Ao mesmo tempo, também nos tornamos o destino dos outros. De um modo ou de outro, permanecemos inter-relacionados.

A dinâmica das constelações familiares sistêmicas trata de averiguar se no sistema familiar existe alguém que esteja emaranhado nos destinos de membros anteriores da família de quem está sendo constelado. Trazendo-se à luz os emaranhamentos, a pessoa entende que a sua doença não é uma condenação de uma suposta hereditariedade e consegue se curar mais facilmente. Bruce Lipton, no livro *A biologia da crença*, declara que "Miopia Genética é o termo que melhor descreve a visão científica de que nossa saúde e nosso destino são controlados apenas pelos genes".[50]

---

49. HELLINGER, B. **Bert Hellinger:** Meu trabalho. Minha vida. A autobiografia do criador da constelação familiar. São Paulo: Cultrix, 2020. p. 175.

50. LIPTON, B. H. **A biologia da crença**: ciência e espiritualidade na mesma sintonia: o poder da consciência sobre a matéria e os milagres. São Paulo: Butterfly, 2007. p. 187.

RESPONSABILIDADE CURATIVA

O amor que nos vincula à nossa família chega a ultrapassar nossa própria necessidade de sobrevivência. Por essa razão, muitas pessoas imaginam que, por meio de uma doença ou de sua própria morte, poderiam assumir o sofrimento ou a culpa de outrem na família. [...] Desse modo, tenta-se pagar pela salvação do outro com a própria desgraça. Como essa necessidade de igualar-se e obter equilíbrio aspira, por assim dizer, à doença e à morte, a alma deseja adoecer. No entanto, há meios de libertar-se dos grilhões desse vínculo que levam a adoecer. Com o auxílio da constelação familiar, os panos de fundo vêm à tona, e os caminhos da salvação podem ser trilhados".[51]

* * *

É certo que nossos genes são repositórios da experiência dos nossos antepassados. Tudo o mais é esculpido posteriormente à fecundação de acordo com as experiências vivenciadas. Como em todo sistema vivo, no contexto familiar, o campo energético, expresso pela dinâmica das interações, busca manter padrões utilizando mecanismos "cegos" de compensação quando o equilíbrio está em perigo.

Na última década, as pesquisas epigenéticas estabeleceram que os padrões de DNA passados por meio de genes não são definitivos, isto é, os genes não comandam nosso destino! Influências ambientais como nutrição, estresse e emoções podem influenciar os genes ainda que não causem modificações em sua estrutura. Os epigeneticistas já descobriram que essas modificações podem ser passadas para as gerações futuras da mesma maneira que o padrão de DNA é passado pela dupla espiral.[52]

---

51. HELLINGER, B. **Bert Hellinger:** Meu trabalho. Minha vida. A autobiografia do criador da constelação familiar. São Paulo: Cultrix, 2020.

52. LIPTON, B. H. **A biologia da crença**: ciência e espiritualidade na mesma sintonia: o poder da consciência sobre a matéria e os milagres. São Paulo: Butterfly, 2007. p. 82.

Os campos morfogenéticos, aos quais os familiares pertencem ao longo das gerações, incluem e transmitem padrões e, quando há uma transgressão das leis do amor, elas são transmitidas às gerações seguintes tal como ocorreram, mantendo alguns padrões de desordem e de doenças em várias gerações.

Deepak Chopra relata, em seu livro *Supergenes*,[53] uma pesquisa com filhos e netos de camundongos condicionados ao medo, que evidenciaram a repetição do medo específico pesquisado. Essa experiência constatou o registro da emoção desse medo até a sétima geração descendente.

Inevitável e indistintamente, estamos no campo das probabilidades de ficarmos presos em memórias do nosso clã familiar, com a "missão" de repetir doenças ou padrões dolorosos de desajustes em várias áreas da vida, para manter o equilíbrio do clã, mesmo sem entender o porquê. A respeito disso, lembro-me das expressões populares "inocente útil" e "o bobo da corte".

Fazer sua Constelação Familiar significa, de um modo simples, encontrar soluções para problemas específicos que está vivendo ou mesmo buscar fatores relacionados a uma doença de algum membro da família. Desde questões emocionais a acontecimentos trágicos no seio familiar, as Constelações revelam e buscam soluções práticas e simples, trazendo à tona aquilo que é essencial no momento e que muitas vezes foi esquecido ou renegado. É, portanto, uma oportunidade de descobrir de que forma os membros da família continuam enredados dentro do sistema familiar e que papéis estão assumindo inconscientemente. Entender e aceitar o verdadeiro papel que lhe cabe dentro da família fará com que você se sinta mais confiante e livre para experienciar uma vida saudável, com dignidade e plenitude.

---

53. CHOPRA, D.; TANZI, R. E. **Supergenes**: ative o extraordinário poder do seu DNA para ter mais saúde e bem-estar. São Paulo: Alaúde, 2016. p. 56.

Memória traumática intrauterina

Durante a pandemia da covid-19, as constelações presenciais foram suspensas e algumas pessoas do nosso grupo resolveram se reunir virtualmente para mantermos contato. Um dia, sugeri que falássemos sobre o medo, o sentimento que estava atormentando a maioria das pessoas. Para isso, a psicoterapeuta consteladora pediu que levássemos para o encontro seguinte um objeto para representar o medo.

Desde muito criança fui tida como destemida. Meus familiares me tatuaram o estigma de corajosa. Não sem motivos. Aos 7 anos, eu já montava a cavalo sem sela; aos 10, andava de bicicleta com as mãos soltas do guidão. Das travessuras de adulta destaco rafting na Nova Zelândia, rapel em cachoeiras no Paraná, cavalgada em camelo no deserto de Merzouga, natação com golfinhos no México e mergulho autônomo em vários mares deste vasto mundo. E não qualquer mergulho, não. Na minha última prova para a certificação de mergulhadora, a plateia era de tubarões. Todavia, confesso: nunca consegui esquiar nem patinar – tentei, mas as pernas não me obedeciam. Falo sobre essas minhas coragens para contextualizar a descoberta dos meus medos.

Com um quê de vaidade, sempre acreditei nesse rótulo de destemida e, por isso, não conseguia pensar em um objeto para representar o medo. Porém, no dia do encontro, acordei pensando em qual objeto apresentar e, de repente, apareceu na minha tela mental uma cédula de 100 reais bem grande. Naquele momento não entendi o motivo, mas foi com ela que conheci meus medos.

Quando chegou a minha vez de falar, apresentei a cédula, e a consteladora conduziu a dinâmica com algumas perguntas ardilosas e os outros participantes com provocações. Eu fui ficando tensa e, em determinada pergunta de uma das colegas do grupo, de repente me vi no útero da minha mãe: eu era uma massa cor-de-rosa do tamanho e forma de um punho médio fechado, presa pelo cordão umbilical. Eu me debatia e girava para um lado e para o outro com muita velocidade.

A sensação desse momento me deixou muito impactada e procurei uma terapeuta para trabalhar essa questão. Optei pelo método EMDR (Eye Movement Desensitization and Reprocessing), que em português significa Dessensibilização e Reprocessamento por meio de Movimentos Oculares. Essa é uma das técnicas indicadas para tratar traumas que fazem com que experiências traumáticas sejam armazenadas na mente com toda a carga perturbadora do momento. Durante a vivência, a pessoa é levada a ativar as lembranças, e, como resultado dessas ativações, surgem as patologias emocionais. De certa forma o EMDR "simula" o que acontece com o nosso cérebro durante o sono REM.

Durante a primeira sessão, revivi aquela imagem de feto se debatendo no útero e, do lado de fora, eu via minha mãe contando ao meu pai que estava grávida. Nessa época eles viviam com muito pouco. Meu pai estava no segundo ano de Engenharia e dava aulas de Matemática para se sustentar e pagar a faculdade, e a minha mãe vendia roupas de porta em porta. Eles moravam em uma pensão de estudantes e ainda não eram casados. O clima era tenso. Eles estavam discutindo, minha mãe estava chorando e, para se proteger, virou de costas para ele.

Nesse momento da sessão de EMDR, entrei intensamente em contato com a minha reação de desespero daquele fato traumático intrauterino. Foram as sensações de que, por não ter sido planejada, eu estava sendo inoportuna, inadequada e, portanto, indesejada. Esses medos que se formaram naquele dia, ainda no útero, bem como o medo de não conseguir pagar as minhas contas, eu vinha carregando por toda a minha vida adulta sem encontrar, nos meus diálogos interiores, uma explicação convincente. Entendi por que eu havia escolhido a nota de 100 reais.

Felizmente, mais uma vez a minha competente varinha de condão entrou em ação. Fiz mais duas sessões de EMDR e uma constelação e me dei alta. Continuei com o meu protocolo básico: meditação, yoga e contemplação, além de me colocar conscientemente presente nos momentos em que eu sentia esses medos. Só agora eu sabia que eram medos, quais suas origens e que não havia razão para continuar permitindo que me atormentassem.

Dois ou três meses depois de me dar alta, caminhando no Parque da Cidade, essa cena da "anunciação" reapareceu na minha mente. Dessa vez, meus pais estavam de frente um para o outro, havia alegria e meu pai acariciava o ventre da minha mãe. Sorri, agradeci e hoje sigo sem esse fardo. Foi uma libertação.

Outro relato de experiência intrauterina traumática foi compartilhado pela própria consteladora nesse mesmo grupo de encontros aos sábados durante a quarentena. Ela nos contou que no princípio da pandemia, quando havia uma grande polêmica sobre o uso ou não da hidroxicloroquina, ela já era radicalmente contra. Entretanto, depois de um tempo, percebeu que sua opinião estava associada a um sentimento de medo que crescia a cada dia. Sentia um pavor incontrolável só de pensar na perspectiva de vir a tomar esse medicamento. Então, procurou uma psicoterapeuta para pesquisar a origem e o motivo disso. Também através de EMDR, a memória resgatada foi do período da sua fase uterina. Sua mãe, para se tratar de malária, havia tomado a hidroxicloroquina durante a gravidez e, no período, sentia que a filha se mexia muito no útero e até corria o risco de aborto. Com algumas sessões, a memória inconsciente se tornou consciente e o medo se diluiu.

O útero materno é o melhor e mais acolhedor lugar para o bebê. Durante essa estreita simbiose, ele absorve dia a dia todos os sentimentos, pensamentos e emoções da mãe, e de todos os que estão em convívio com ela. É no período de gestação que o bebê forma sua concepção do mundo exterior e a base para seus sentimentos de confiança, segurança e aceitação.

O premiado escritor inglês Ian McEwan, um dos maiores ficcionistas da atualidade, em seu livro *Enclausurado*,[54] cria uma história cujo narrador é um feto, enclausurado na barriga da mãe, "a mãe que ainda vou encontrar, que só conheço por dentro".[55] Em um enredo irônico, o autor desenvolve a história sobre a premissa de que a formação da concepção do mundo e dos sentimentos se inicia desde o momento intrauterino. "Considero-me um inocente, mas tudo indica que participo de uma conspiração. Minha mãe, abençoado seja seu incansável e barulhento coração, parece estar envolvida."[56]

Memória traumática da vida presente

De acordo com a psicoterapeuta quântica Sunita Pattani,[57] quando temos um trauma, ele vai direto para o subconsciente, onde a mente emocional comanda na maior parte do tempo e tem um circuito instintivo de sobrevivência. Isso impacta na nossa fisiologia, bem como na forma como pensamos, podendo interferir significativamente no nosso sistema de crenças e na nossa saúde física e mental.

---

54. MCEWAN, I. **Enclausurado**. São Paulo: Companhia das Letras, 2016.

55. *Idem*, p. 94.

56. *Idem*, p. 32.

57. FROMER, A. Bate-papo sobre psicologia energética com Sunita Pattani. Quantum Academy, 13 fev. 2021. Disponível em: https://quantumacademy.com.br/conteudo-gratuito-bate-papo-sobre-psicologia-energetica-com-sunita-pattani/. Acesso em: 17 maio 2021.

RESPONSABILIDADE CURATIVA

Os efeitos críticos do trauma podem ocorrer imediatamente após o acontecimento ou ter um início tardio. Quando se trata de algo muito impactante, não é incomum que a memória do fato em si seja apagada e que fiquem os registros de outros elementos relacionados, tais como objetos, cor de roupa, barulhos ou cheiros. Ao entrarmos em contato com algum desses elementos que despertem a memória do trauma, um gatilho é ativado e voltamos a reviver a mesma experiência como se estivesse acontecendo no presente, e não no passado, e, na maioria das vezes, de maneira inconsciente, sem sequer entendermos o motivo das emoções e sensações que estamos sentindo. O mais comum é não reconhecermos a conexão entre o evento traumático e os efeitos que estamos vivenciando.

A Nova Medicina Germânica, como ainda veremos mais adiante, defende que, nas experiências traumáticas, nos deparamos com quatro tipos de resposta: lutar, fugir, paralisar e agradar. A paralisia é a resposta padrão. Se o subconsciente decidir que você não tem condições de lutar ou correr, ficará sem reação. Resta, então, agradar. Pessoalmente considero essa a mais dolorosa, a que encontramos nos casos de quem aprende a agradar o abusador e daqueles que na vida adulta não conseguem impor limites.

NÃO SEJA
ESCRAVO DAS
MEMÓRIAS.
USE-AS A
SEU FAVOR!

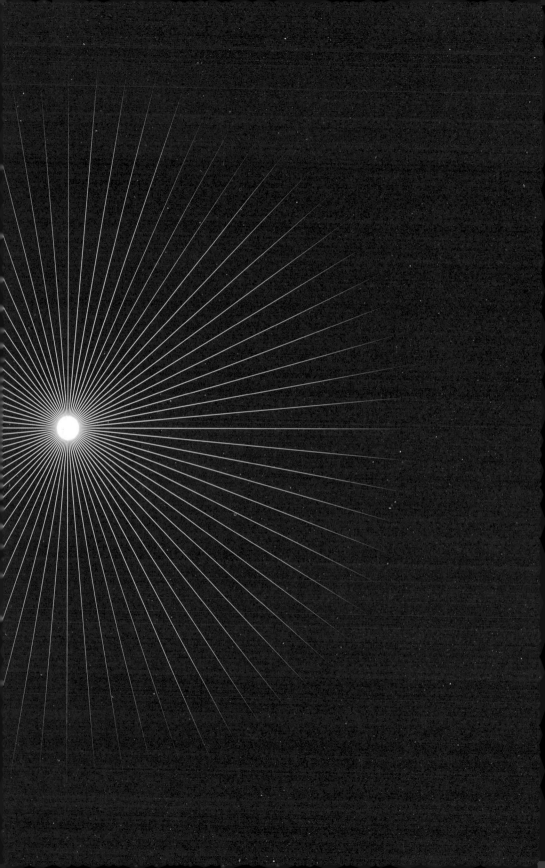

CAPÍTULO 8

A Nova Medicina Germânica

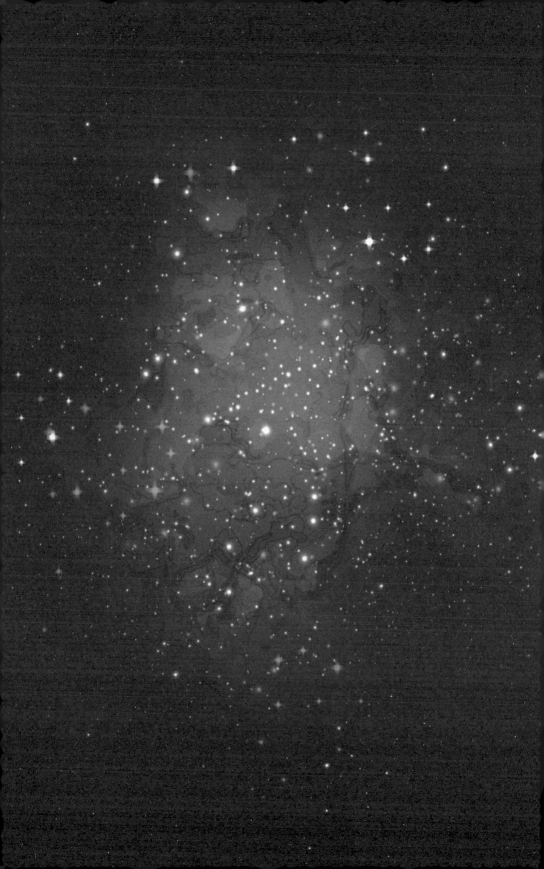

Em 1978, três meses depois de um choque traumático motivado pela morte de seu primogênito, que acabou morrendo em seus braços após ser atingido por um tiro disparado acidentalmente pelo príncipe Vítor Emanuel de Saboya durante uma viagem de barco pela Córsega, o dr. Hamer, que até então gozava de perfeita saúde, desenvolveu um câncer no testículo.

Ryke Geerd Hamer, nascido em maio de 1935, na Alemanha, além de se formar em Medicina em 1972, estudou Física e Teologia. Trabalhou em clínicas universitárias em Tübingen e Heidelberg, onde teve extenso contato com pacientes com câncer. Ao longo de sua carreira, inventou alguns instrumentos cirúrgicos, entre os quais o bisturi de Hamer, que possibilitava realizar cirurgias plásticas sem hemorragia.

Foi pensando sobre a ligação entre seu choque após o acidente do filho e a formação do câncer que decidiu pesquisar se poderia existir uma associação entre os dois fatos. Para isso, investigou também o histórico dos seus pacientes com câncer, inicialmente na clínica de Munique, perguntando-lhes se haviam passado por um choque inesperado. Todos responderam afirmativamente viver um sofrimento motivado por um fato drástico. Esse foi o início do que hoje conhecemos como a Nova Medicina Germânica.

O dr. Hamer observou que, imediatamente após um choque traumático inesperado, o cérebro interrompe as funções biológicas normais do organismo e ativa um programa biológico especial para ajudar o indivíduo a lidar com a situação em questão. Ele demonstra, a partir dos seus estudos de caso, que um conflito biológico não resolvido desencadeia enfermidades; que a origem das enfermidades está relacionada a conflitos bloqueados; que, se não somos capazes de encontrar uma resposta para o conflito, o cérebro resolve por nós, buscando uma resposta na memória inscrita em nossos genes, e seleciona então um programa de adaptação biológica entre os que já funcionaram em toda a história animal. Com esse novo conhecimento, o dr. Hamer revolucionou a forma de entender as doenças, indo além da medicina tradicional, e passou a defender que a doença tem um significado biológico.

> Todas as chamadas enfermidades têm um significado biológico especial. Enquanto considerávamos a mãe natureza como falível e tínhamos a audácia de acreditar que ela comete erros, podemos agora ver que somente era a nossa ignorância e orgulho. Cegos, trouxemos essa medicina sem sentido, sem alma e brutal. Podemos agora entender pela primeira vez que a natureza tem uma ordem e que cada coisa que acontece na natureza tem um propósito e que os eventos que chamamos de enfermidades não são alterações sem sentido. Podemos ver que nada é maligno e nem está enfermo. (Ryke Geerd Hamer)[58]

---

58. BERNARDI, Marina. Ryke Geerd Hamer, o descobridor da Medicina Germânica. **Blog Marina Bernardi**, 28 set. 2018. Disponível em: https://marinabernardi.com.br/ryke-geerd-hamer/. Acesso em: 17 maio 2021.

A Nova Medicina Germânica

Baseado em seus estudos e pesquisas, dr. Hamer criou e apresentou, em 1981, o que chamou de as Cinco Leis Biológicas,[59] que, segundo ele, explicam as causas, o desenvolvimento e a cura natural das doenças com base em princípios biológicos naturais. Essa grande descoberta causou impacto na medicina tradicional, que, apesar das provas científicas, se recusou a aceitar as descobertas. Provar que as doenças não são um erro da natureza e, portanto, ir contra tudo o que a medicina tradicional da época acreditava, custou-lhe, aos 51 anos, sua licença médica. Sofreu perseguições, prisões e atentados ao longo da vida. Faleceu de acidente vascular cerebral em julho de 2017, na Noruega, seu país de exílio.

Agora suas teses são verificadas e reconhecidas em mais de vinte universidades de diversos países. Desde 1981, Israel reconheceu oficialmente a Nova Medicina; seus médicos se formam nela, diagnosticam e tratam seus doentes conforme os descobrimentos do dr. Hamer e o câncer teve uma melhora significativa em suas taxas de cura.[60]

Atualmente, alguns profissionais da medicina holística integrativa levam em consideração esses ensinamentos em seus diagnósticos, que se apoiam em exames de imagem para detectar o chamado Foco de Hamer (FH), o local do cérebro correspondente ao tecido afetado, proporcionando informação sobre o conflito e sobre o órgão afetado. Também, de acordo com o aspecto do FH, é possível determinar a fase em que está a enfermidade.

---

59. EYBL, B. Las Causas Psíquicas de las Enfermedades Según las 5 Leyes Naturales Biológicas descubiertas por el Dr. Med. Mag. Theol. Ryke Geerd Hamer. *In*: **Diccionario de enfermedades para terapeutas y pacientes con más de 500 ejemplos**. Viena: Ibera Verlag, 2020.

60. RIBES, B. C. **Constelar la Enfermedad**: desde las comprensiones de Hellinger y Hamer. Madrid: Gaia Ediciones, 2011. p. 33.

RESPONSABILIDADE CURATIVA

Os fundamentos da Nova Medicina Germânica (NMG) são consistentes e estão respaldados por inúmeros estudos de casos e podem ser encontrados na vasta literatura médica. A teoria, os estudos de casos e as terapias empregadas estão entrelaçados com as disciplinas da psicoterapia, da psicossomática, das Constelações Familiares e das terapias energéticas.

A psicóloga espanhola Brigitte Champetier de Ribes abriu um caminho inédito para as Constelações Familiares considerando sintomas e doenças. Em mais de 6 mil constelações que realizou ao longo de muitos anos, ela constatou a eficácia de considerar os dois enfoques, o de Bert Hellinger e o de Ryke Hamer.

Foi quando eu buscava entender as minhas doenças que soube de um curso sobre a NMG. Todos os participantes eram da área da saúde, médicos, terapeutas, fisioterapeutas... só eu de exatas, sem nenhum conhecimento de fisiologia, anatomia ou biologia, apenas parcos conhecimentos sobre o esqueleto e alguns órgãos. A professora, brasileira, teve sua formação com o próprio dr. Hamer e foi sua assistente por algum tempo.

O curso foi muito esclarecedor. Proporcionou um melhor entendimento dos desgastes das minhas cartilagens – diagnosticados como artrose pelo ponto de vista biológico. Uma abordagem totalmente nova validou o que eu já havia entendido pela leitura da psicossomática com o recurso da arteterapia. Você se lembra do estômago sem a saída que eu desenhei na aula de arteterapia?

Do que pude aprender com a NMG, duas lições foram fundamentais para entender o que estava se passando comigo: por que minhas cartilagens estavam se desgastando e por que tudo acontecia do lado esquerdo. No primeiro capítulo eu prometi que falaria sobre isso.

Pois bem, primeiramente é preciso entender que, dependendo da natureza do conflito, há uma destruição de tecidos – artrite, artrose...

A Nova Medicina Germânica

– ou uma formação de massa – os tumores e os cânceres. A outra lição foi a da lateralidade, uma regra que se diferencia entre os destros e os canhotos. Para a pessoa destra, por exemplo, na metade esquerda do corpo encontra-se o lado mãe/filho, ligado aos relacionamentos maternais propriamente, com a mãe, os filhos ou com pessoas e animais com os quais se compartilham esses sentimentos. Na metade direita do corpo do destro, encontra-se o lado das associações, marido ou esposa, sócios, amigos, inimigos, colegas de trabalho, vizinhos, parentes e todas as outras pessoas. Para o canhoto, tudo ao contrário.

Passei por essa experiência da lateralidade em algumas situações: quando o conflito era com meus filhos, quebrei o tornozelo esquerdo e fiz uma artrose no joelho esquerdo; quando estava encerrando sociedade com uma amiga muito querida, tive problemas no joelho direito. Nessa época da dissolução da sociedade eu já estava consciente e apenas precisei ter paciência, porque tinha certeza de que, logo que os trâmites burocráticos estivessem concluídos, o joelho também ficaria resolvido. Não quero dizer que só se resolve quando o conflito passar. Quando se toma consciência do conflito e o corpo vital se estabiliza, o processo de cura começa. Entretanto, naquele momento eu estava com muitas outras demandas, inclusive com a minha mãe na UTI e não me sobrava tempo para meditar ou aplicar Reiki, as providências mais indicadas nesse caso.

Aprendi também que o câncer de mama pode estar relacionado ao impacto de uma separação traumática e que o de pulmão pode estar ligado ao trauma de uma experiência de morte de um ente querido. Tenho constatado casos com essas características entre pessoas do meu relacionamento.

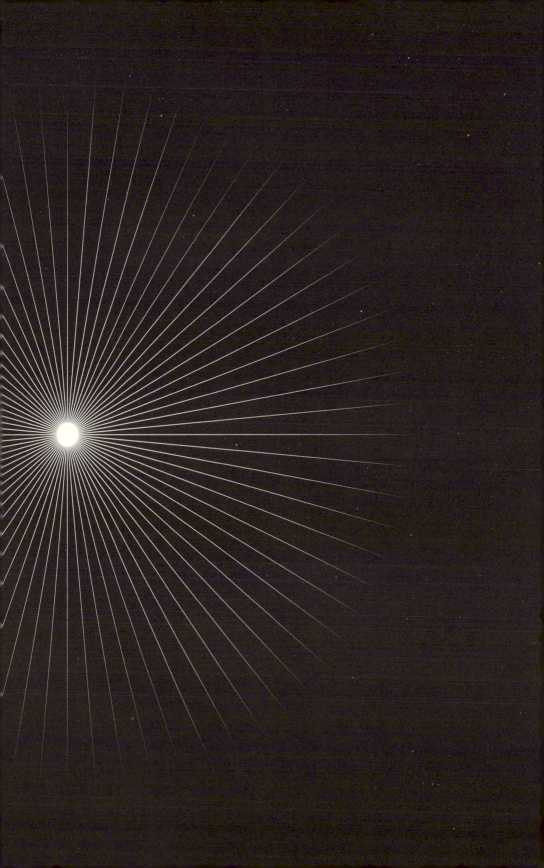

CAPÍTULO 9

Fé quântica

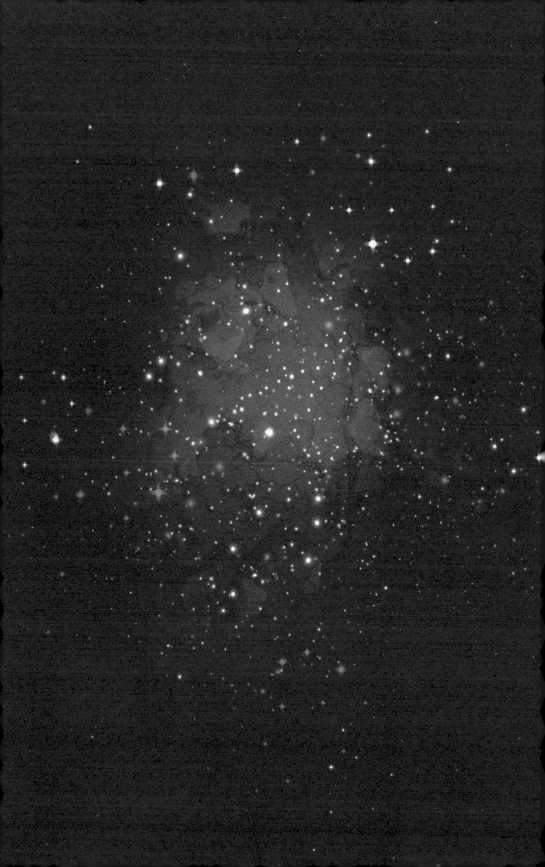

Um diagnóstico nunca deve se tornar um prognóstico

Em 21 de abril de 2009, um dos meus irmãos viajava com a esposa e amigos pela Europa. Em Málaga, na Espanha, após o almoço em um restaurante típico local, ao levantar-se da mesa, tropeçou no cadarço do sapato, se desequilibrou, caiu e bateu com a cabeça no rodapé de um balcão. Parecia uma simples queda, mas ele não conseguia se mexer. Socorrido e levado ao hospital, foi diagnosticado com uma tetraplegia motivada por lesão medular na altura das vértebras c2 e c3. Só a cabeça foi poupada. Permanecia consciente, e fala, audição e visão não foram afetadas.

Os dias de UTI foram alucinantes, conta ele. Ficou em uma sala com pé-direito muito baixo e pouca luminosidade, se tinha janelas, ele não as via, pois estava com a cabeça imobilizada, olhando apenas o teto. Tinha uma única porta por onde entravam os médicos e enfermeiros. Não eram permitidas visitas e a presença da esposa era limitada a poucos minutos por dia.

RESPONSABILIDADE CURATIVA

Fui a primeira a ser informada, no dia seguinte, por meio de uma ligação da minha cunhada. Muito aflita, mas no controle da situação, ela relatou o ocorrido e falou sobre a preocupação com os filhos que haviam ficado em Brasília. Queria combinar comigo quando e como deveríamos avisá-los. Ela estava em estado de choque, sem saber o que fazer. Foram dias de pânico.

Não sei expressar o que senti com o impacto da notícia; no entanto, lembro perfeitamente que tive uma forte reação de indignação, não aceitação, e, imediatamente, a energia psíquica que me acometeu foi a de imaginá-lo curado. Em seguida, como ação prática, me dediquei a promover em todos da família, nos funcionários da empresa, nos amigos e, sobretudo, nele mesmo, a ideia de que só o visualizássemos andando. Evitassem pensar nas etapas do tratamento. Fixassem uma imagem dele curado.

Falávamos por telefone durante as madrugadas por conta do fuso horário, e ele se queixava do confinamento e do isolamento onde permanecia durante vinte e quatro horas olhando para o teto ou para pessoas desconhecidas e sem rosto, médicos e enfermeiros com uniformes e máscaras. Na primeira vez que nos falamos por telefone, ele pediu: "Tirem-me daqui, senão vou ficar louco!".

Ele passou mais alguns dias em outra UTI, dessa vez com o tórax levemente elevado, o que ampliou seu campo de visão. Depois foi transferido para um quarto com outro paciente, e ficou no leito próximo à janela. O tratamento era para estabilizar o edema do canal medular para evitar uma parada respiratória, prevenir intercorrências pulmonares e prepará-lo para que pudesse viajar de volta para Brasília. Resiliente, sociável, apreciador de um bom papo e contador de casos, logo passou a interagir com a equipe, fez amizades e a vida foi ficando mais leve.

Em todas as nossas conversas, eu repetia várias vezes: pense e visualize-se andando. Não pense no tratamento, pule essa parte. O tratamento deve ser feito com rigor e disciplina, mas não precisa pensar nele. Ele conta que em momento algum deixou de ter esperança de que voltaria a andar. Sentia que o que estava acontecendo era uma fase e que iria passar.

Permaneceu durante trinta dias hospitalizado até receber alta para poder viajar de avião. Por recomendação médica, foi de ambulância até Lisboa para pegar um voo direto para Brasília. Enquanto isso, aqui, a família e os amigos se mobilizavam para conseguir que ele fosse atendido pelo Hospital de Reabilitação Sarah de Brasília, o melhor nas especialidades de que ele precisava. Mas antes precisaria ser admitido em outro hospital da cidade para que pudessem examiná-lo e liberá-lo para a transferência.

Tudo foi providenciado para que ele voltasse em avião de carreira com espaço adaptado e com o acompanhamento de uma médica. Desembarcado, foi transportado do aeroporto até o hospital em uma ambulância acompanhada por dezenas de motociclistas, seus amigos do Moto Clube. Eu o esperava na porta do hospital quando ele entrou em uma maca. Nos cumprimentamos, na medida que a emoção permitiu. Um dos neurocirurgiões mais conceituados de Brasília já o esperava para fazer os exames e a avaliação de admissão ao hospital.

A minha cunhada, um casal de amigos, os irmãos, os dois filhos e eu aguardávamos apreensivos na sala reservada para acompanhantes no setor da UTI. Quando o médico chegou, depois de explanar detalhadamente os exames e a gravidade do estado dele, dirigiu-se ao meu sobrinho e perguntou, com a convicção de quem domina os conhecimentos da profissão:

— Você está querendo saber se seu pai vai andar? — E, fazendo um gesto com a mão, que expressava o que estava verbalizando como definitivamente certo, continuou: — Não. No máximo vai tocar uma cadeira de rodas.

RESPONSABILIDADE CURATIVA

Não aceitamos, não acreditamos e não nos conformamos com o prognóstico. No mesmo dia nos mobilizamos em busca por outros profissionais. Encontramos uma excelente fisiatra que, no dia seguinte, ainda nesse hospital, o examinou minunciosamente e falou: "Eu posso estar errada, mas acho que ele volta a andar, porque tem sensibilidade". Isso caiu como uma expressão mágica: "Ele tem chance". Preferimos ficar com esse prognóstico e nos cercarmos dos que acreditavam no restabelecimento dele.

No período em que esteve no Sarah, alguns meses de reabilitação com fisioterapia, medicação e exames sistemáticos e periódicos depois, a equipe, reconhecidamente competente e muito diligente, em uma reunião com ele e com alguns familiares, fez uma explanação técnica sobre o diagnóstico daquele momento e sugeriu a alternativa de uma cirurgia de alargamento do canal medular que, com sorte, poderia resultar em melhoria de alguns movimentos finos. Entretanto, em nenhum momento disseram se ele poderia voltar a andar.

Há muito mais a ser contado sobre esse acidente. Contudo, o mais importante é que em dezembro do mesmo ano, oito meses após o acidente, na festa de Natal da família, ele entrou na minha casa andando, apoiado em um andador e auxiliado por um cuidador. Hoje, passados onze anos do acidente, ao tempo que escrevo sobre esse acontecimento sinto-me profundamente grata por contar que essa história continua com final feliz. Meu irmão anda com suas próprias pernas, sem nenhum tipo de apoio, dirige, trabalha, já voltou a Málaga e fez outras viagens.

Conto essa história para que você entenda sobre o poder da gratidão pela realização do desejo. Não ficar no pedido, mas confiar, agradecer e fazer a sua parte. Ele confiou na cura e, literalmente, não deu ouvidos aos prognósticos negativos. Assumiu a responsabilidade pela sua

Fé quântica

cura, submetendo-se ao tratamento com determinação e disciplina, e sempre foi grato por cada etapa vencida.

O cérebro não distingue a imagem manifestada da imagem idealizada. Então, se você visualiza a imagem do corpo curado, da saúde perfeita, ou do que quer que seja, e alia a ela uma emoção, o cérebro vai mandar essas mensagens para o seu corpo energético e o "milagre" acontece.

O dr. Paulo Niemeyer relata, em seu livro *No labirinto do cérebro*,[61] o caso semelhante de um paciente que atendeu com suspeita de fratura na coluna cervical ocasionada por uma queda de cavalo.

> Ao examiná-lo, ficou evidente que se encontrava tetraplégico, sem movimentos e sensibilidade nos quatro membros. [...] A família precisava saber que ele estava tetraplégico, e não apenas com dormência nas pernas, como fôramos inicialmente informados. Como costumo fazer, chamei a mulher do paciente para colocá-la a par da gravidade e solicitar autorização para a cirurgia. [A situação] a afligiu sobremaneira.
>
> [...]
>
> O paciente foi operado com sucesso, e era preciso aguardar. Nos dias seguintes, sua mulher me procurou, agora totalmente ciente da gravidade, e me presenteou com uma linda foto de Pierre Verger, fotógrafo francês que morou na Bahia nos anos 1960. O trabalho documenta um grupo de pescadores fazendo grande esforço para retirar a rede do mar. Ela me disse: "Precisamos ter um pensamento único e positivo, pois se todos nós fizermos força na mesma direção, como esses pescadores, ele vai ficar bom".
>
> Ela tinha razão: ele recuperou-se progressivamente, voltou a andar e ganhou independência.

---

61. NIEMEYER FILHO, P. **No labirinto do cérebro**. São Paulo: Companhia das Letras, 2020. pp. 198-200.

O CÉREBRO
NÃO DISTINGUE
A IMAGEM
MANIFESTADA
DA IMAGEM
IDEALIZADA.

Tanto em suas entrevistas como em seu livro, o dr. Paulo Niemeyer afirma partir do princípio de que tudo vai dar certo, de que vai ter sucesso no procedimento e de que se deve sempre apostar no doente e nunca na doença: "Não me lembro de um caso que eu tenha jogado a toalha. O paciente às vezes surpreende". Isso é fé!

A fé dos crentes é um antídoto para a razão, pois permite que ignorem todas as objeções racionais. O que diferencia a fé religiosa do que chamo fé quântica é que, na primeira, são considerados somente os dogmas e as crenças da religião, deixando de lado, durante o processo, os traumas emocionais e as bagagens pessoais que podem ser carregados pelo indivíduo.

É sabido que o similar cura o similar e, portanto, é importante compreender que um conflito emocional se cura pelo emocional, não pela mente analítica. Quando isso não é levado em conta, como quando pensamos que não há uma ligação entre o problema e o indivíduo, o sintoma continua, pois a causa permanece.

E a fé religiosa não garante essa conexão. Você pode criar um algoz interior destruidor e um Deus exterior salvador e ficar na energia da vitimização e da fé. É uma opção. Enquanto resistir ou negar essa relação interior, continuará preso no reino da sua criação fantasiosa. E, convicto de que é uma vítima, garantirá não ter progresso no tratamento, negando qualquer possibilidade de cura.

Todavia, é certo que, embora a fé religiosa seja difícil de ser avaliada, há resultados numéricos de pesquisas sobre a associação de credos à diminuição de determinadas doenças, o que demonstra que os indivíduos que têm um sentido de pertencimento e frequência às comunidades religiosas são significativamente beneficiados na recuperação da saúde e no não adoecimento. Essa condição de pertencimento do indivíduo a um grupo especial de filhos protegidos de Deus lhe dá um status psicológico muito favorável à saúde física, psíquica e social.

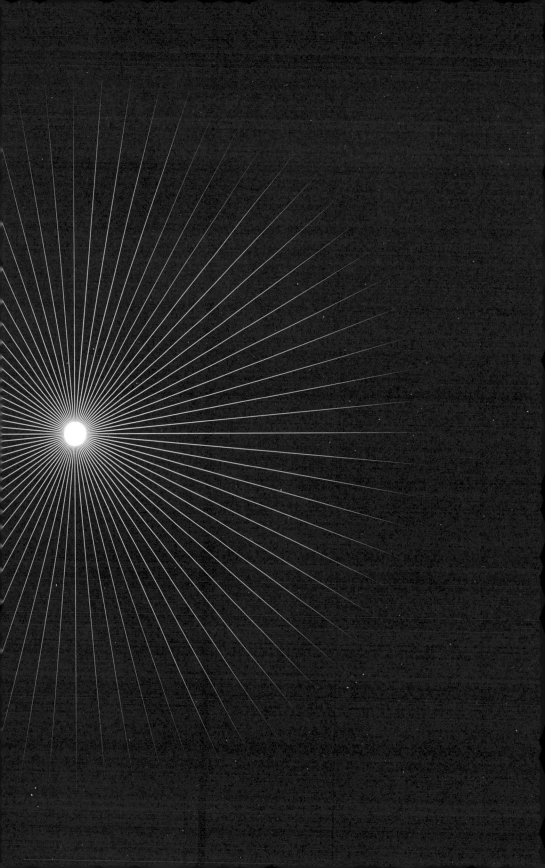

CAPÍTULO 10

Meditação

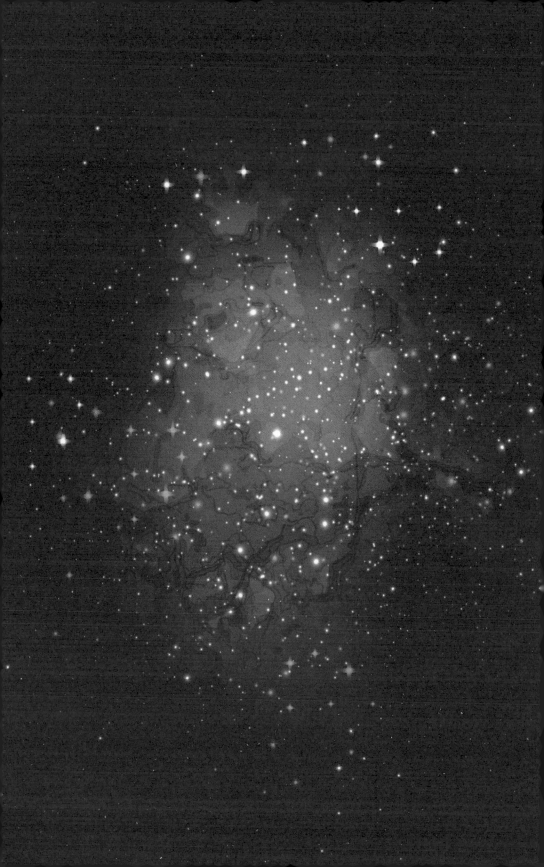

Entre 2000 e 2008, morei em Curitiba. Lembro-me desses anos como alguns dos melhores da minha vida. Nessa época, eu prestava serviços de consultoria e de auditoria em empresas dos mais diversos ramos de atividade. Enfrentei grandes desafios profissionais e aprendi muito. Conheci muitas pessoas interessantes e conquistei ótimos amigos. Todas as minhas experiências ali foram excelentes, salvo o desconforto do clima nos dias de frio intenso. Volto a Curitiba com frequência para visitar os amigos.

A minha rotina, além de muito trabalho e vida social intensa, incluía atividade física em uma academia de ponta, onde eu exercitava musculação e praticava *pilates* e comecei também a praticar yoga e meditação. Tive a sorte e o privilégio de me iniciar nessas atividades com o Lui Fernandes, neto da senhora Montserrat, referência nos ensinamentos dessa prática milenar indiana, e que é ícone da cultura curitibana. Suas aulas eram aos sábados, em um salão com uma parede de vidro de uns 4 metros de altura, com vista para o céu e para a copa das árvores.

Até então eu não sabia nada sobre yoga ou meditação. Nas aulas do professor Lui aprendi sobre *prana, pranayama, chakras,* mantras, *mudras* e muito mais dessa cultura oriental milenar. As aulas começavam com uma explanação teórica, os mantras do dia eram escritos em sânscrito em um *flip-chart* e o significado era traduzido antes do início das práticas. Saíamos de lá em estado de graça.

Foi em uma dessas aulas de meditação que senti uma profunda emoção no coração. A revelação da presença de Deus, que se manifestou como uma fonte de força da forma como eu já mentalmente sabia e preconizava: não somos criados à imagem e semelhança de Deus, somos nós que criamos Deus à nossa imagem e semelhança! É nisso que acredito.

Quando se tem contato com essa vibração interior, o campo eletromagnético é expandido e o corpo-matéria, reduzido, experienciando um momento mais sutil, imponderável, intangível. Mais onda e menos partícula. Quando a sensação espaço-tempo se dilui, quando nos esquecemos de quem somos, quando esvaziamos o ego e começamos a nos sentirmos mais humanos e mais plenos, é quando acessamos a fonte infinita e inesgotável que se É. A fonte do Ser, do Eu Sou.

O conhecimento da Física Quântica e a formação em Ativismo Quântico com o professor PhD Amit Goswami ampliou minha compreensão dos efeitos dessas práticas em uma dimensão mais profunda e consistente, com determinante influência no exercício da expansão da consciência.

A meditação é uma preparação para o novo ser. Durante a meditação há um processo de redução do estresse, de mudança em desaprender e reaprender e em quebrar hábitos do velho ser, abrindo espaço para o novo, podando velhas crenças e deixando espaço para que brotem novas conexões cerebrais. Como diz o líder espiritual tibetano XIV Dalai-Lama: "A meditação é a academia da alma". E sinto que a yoga é a academia do corpo energético.

NÃO SOMOS CRIADOS À IMAGEM E SEMELHANÇA DE DEUS, SOMOS NÓS QUE CRIAMOS DEUS À NOSSA IMAGEM E SEMELHANÇA!

Desde então incorporei essas duas atividades na minha rotina. Dediquei-me a conhecer melhor sobre essas práticas, estudando e participando de outros grupos de meditação que aplicavam outros métodos. Conheço e pratico alguns tipos de meditação e, com tudo que aprendi, selecionei alguns procedimentos e montei meu protocolo pessoal, com variações que escolho de acordo como sinto ser mais adequado ao propósito e ao momento em que me disponho a meditar. Cada momento envolve propósitos e circunstâncias, tais como local, tempo disponível e nível de ruídos.

Desmistificando e descomplicando a meditação

O desejo, a vontade e aquela sensação de que precisamos entrar em contato com a paz interior são os melhores motivadores e indicadores do momento para se iniciar uma meditação. Muitos mestres recomendam que se tenha uma disciplina de horário regular. Entretanto, embora eu medite todos os dias e frequentemente mais de uma vez, não tenho compromisso com um horário preestabelecido.

Tenho em casa um lugarzinho preparado para praticar yoga e meditação. Às vezes, prefiro caminhar no parque e meditar sob uma árvore. Percebi que é possível meditar em qualquer lugar que se consiga um mínimo de recolhimento. Em salas de espera e na poltrona do avião, por exemplo.

Primeiro, situe-se, perceba-se, tome consciência do lugar em que está e atente-se para a sua postura, sua respiração e fisionomia. Esteja presente. Estar presente é a chave para a libertação da tagarelice dos pensamentos. Concentrar-se em um mantra sempre ajuda.

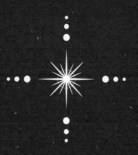

POSTURA

Sente-se sobre os ísquios em superfície firme ou em posição de lótus. Mantenha a coluna na vertical, o mais firme possível sem que sinta algum tipo de desconforto que possa interferir na sua atenção. A cabeça deve estar alinhada com a coluna. Boca fechada e maxilar relaxado. Os braços e as mãos relaxados sobre as pernas. A menos que você esteja impedido de ficar sentado, evite a posição deitada, pois nela a prática tende a se tornar um relaxamento. Sentar-se com a coluna reta aperfeiçoa a prática, desde que você permaneça em seu próprio nível de conforto. Quando alongamos a coluna, é mais fácil conectar-se às energias cósmica e terrestre. Não se sinta desconfortável ao tentar manter uma "coluna reta", já que qualquer preocupação com a forma apenas o distrairá e anulará os efeitos da meditação.

RESPIRAÇÃO

Primeiro faça uma respiração consciente, profunda e lenta. Repita pelo menos três vezes ou até que se sinta energeticamente presente de forma plena. Quando sentir que está pronto para meditar, passe a inspirar e a expirar calma e silenciosamente pelo nariz. Mantenha a boca fechada - a respiração deve ser nasal. Ao inspirar, tente preencher primeiro o abdome e depois os pulmões e, ao expirar, esvaziar primeiro os pulmões e por último o abdome. Isso não é fácil. Se não conseguir, respire naturalmente, no seu ritmo.

FISIONOMIA

Sua face deve estar relaxada, expressando um leve sorriso. Os olhos podem ficar descontraidamente fechados ou semiabertos. Nesse caso devem estar olhando na direção da ponta do seu nariz, focando um objeto ou superfície sem detalhes para que não desviem sua atenção. Objetos ou superfícies lisas, monocromáticas em cores suaves são uma boa alternativa. As minhas experiências em focar mentalmente a glândula pineal ou o chakra cardíaco têm sido muito intensas para mim e, em lugares públicos, a melhor alternativa.

RESPONSABILIDADE CURATIVA

Quando em posição de meditação, ponha a atenção no momento presente. Nem no passado nem no futuro, exclusivamente no presente. Cada vez que se traz o foco para o momento presente é uma vitória. Onde se põe o foco, também se concentra a energia.

Se não conseguir se abstrair dos pensamentos, perceba-os na tela da sua mente. Um a um, sem se apegar a nenhum em especial. Torne-se testemunha de todo o processo de percepção consciente. Sujeito observando o objeto. Pensador observando seu pensamento, sem lógica, sem análise e sem julgamento, apenas testemunha. Em poucos minutos nesse processo você relaxa e é levado até um nível mais profundo de si mesmo, o self quântico.

O MANTRA é uma ferramenta para apoiar sua prática de meditação. Pode ser representado por antigas palavras de poder com intenções sutis que nos ajudam a nos conectar com a fonte de tudo no universo. Repetir silenciosamente um mantra enquanto você medita é uma maneira poderosa de entrar no silêncio da mente, pois ele cria uma vibração mental que permite experimentar níveis mais profundos de consciência, tornando-o cada vez mais abstrato e indistinto e ajudando você a se desconectar dos pensamentos que preenchem sua mente para que, talvez, você possa entrar no espaço ideal entre os pensamentos.

De acordo com a tradição védica, os sábios antigos foram capazes de ouvir as vibrações sutis produzidas por tudo na natureza – os sons do vento, trovões, borboletas, rios correndo e de todas as outras criações. Eles reconheceram que esses sons são a manifestação do espírito na matéria. Eles identificaram "Om" (Ommm...) ou "Aum" (Aummm...) como o som mais elementar, representando a infinita consciência universal. Por milhares de anos as pessoas têm usado esse mantra para expandir sua consciência.

Outro mantra que silenciosamente se entoa é o "Eu Sou", que antecede o "eu sou Fulana ou Beltrano". Quando temos forma, mesmo antes de recebermos um nome, já nos tornamos um ser. O "Eu Sou" é a fonte pura, a semente que contém a vida e a forma ainda não manifestada.

O propósito da meditação é estar além da mente analítica, a que separa a mente consciente da mente subconsciente. Não se pode mudar o subconsciente com a mente consciente. Tem que se ir além da mente analítica. Sem perceber, estamos aqui para inspirar o nosso cérebro a ser o melhor que pode ser. A prática da meditação é muito mais do que pensamento positivo, que muitas vezes é superficial e mascara a negatividade subjacente.

Esse é um roteiro para uma meditação sem tema, não guiada, entretanto, você pode escolher incluir uma intenção específica, tal como uma visualização dos chakras ou do corpo sutil, imaginar sua conexão com o universo ou pensar em qualquer tipo de cura para você, para alguém em especial, para a humanidade e até para o planeta. Recomendo que o direcionamento para uma intenção específica seja realizado em um segundo momento dentro do período que disponibilizou para a sua meditação. Primeiro acalme a mente, entre em contato com o seu eu interior e depois pense na intenção que escolheu.

Quando me refiro a uma intenção específica não estou dizendo que se deva fazer algum pedido. A intenção deve se expressar em sentimento a emoção de gratidão pela realização do que se imagina ou, melhor ainda, pela sensação de já o ter realizado. Visualizar um objeto particular é se colocar no limite do "Plano A" e abdicar de outras infinitas possibilidades. Expressar gratidão pela saúde, pela abundância, pela harmonia, pelo sucesso, pela paz e se perceber na emoção da experiência do desejo já realizado é ainda mais eficaz.

O relato anterior do acidente do meu irmão exemplifica o que estou dizendo sobre o poder da convicção do desejo realizado, da força da visualização com o compromisso responsável com a saúde.

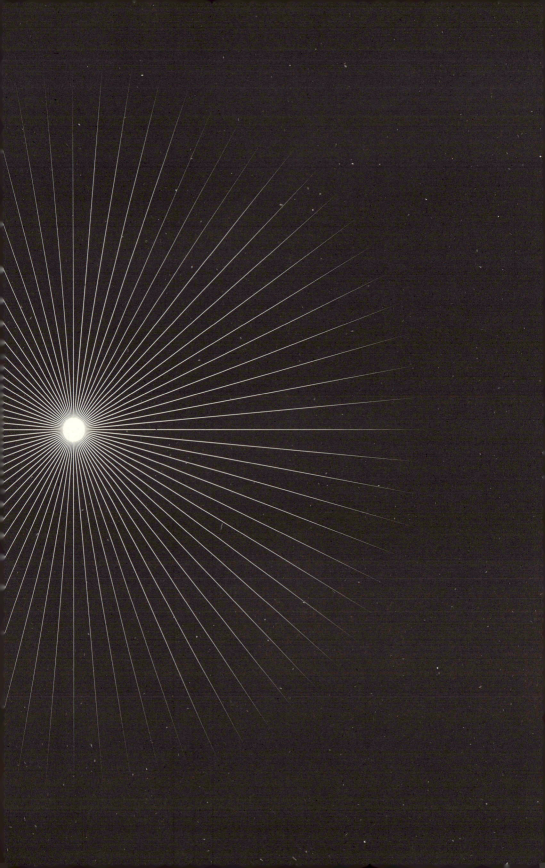

CAPÍTULO 11

Terapias energéticas

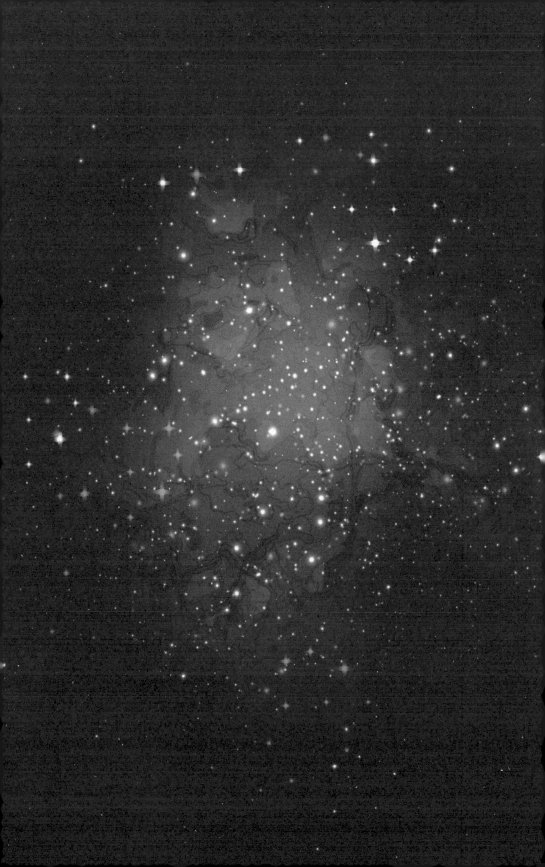

A medicina holística vem buscando adquirir uma melhor compreensão a respeito dos profundos inter-relacionamentos entre o corpo, a mente, o espírito e as leis naturais que regem suas manifestações em nosso planeta. Alguns profissionais da saúde já apresentam sua abordagem terapêutica como medicina holística integrativa, ou apenas medicina integrativa. Para se inserir nessa categoria, é necessário que seus conhecimentos, ou o conhecimento dos profissionais da equipe, no caso de uma clínica, abranjam uma formação reconhecida nas ciências do corpo, da mente e da alma.

A medicina energética vibracional é um procedimento complementar que se integra com outras especialidades da medicina tradicional ocidental. Não se destina a ser um substituto para qualquer outra forma de medicina, nem seus praticantes a consideram uma forma "alternativa" de medicina. O trabalho de um praticante de medicina energética é remover bloqueios, restaurar o equilíbrio energético com consequente redução do estresse e do desconforto físico, preparando o corpo físico e o corpo vital para a cura. Para o processo de cura, poderá ou não ser necessário o tratamento pelos procedimentos da medicina clássica. Os profissionais de terapia energética não diagnosticam ou prescrevem medicamentos. Um praticante, não importa o método aplicado, limpa, equilibra e energiza o sistema de energia humano, animal ou vegetal para ajudar a promover a saúde e a cura para o corpo, a mente e o espírito.

Reiki

No ano de 2019, durante o verão causticante do Vietnã, estávamos eu e uma amiga em um cruzeiro pela belíssima baía de Ha Long, admirando os milhares e imponentes ilhas de calcário cobertas por florestas tropicais, e tivemos a oportunidade de conhecer a magnífica caverna Song Soft. Muitos navios de pequeno porte ancoravam ali e desembarcavam os turistas em grupos para fazer o percurso no interior da caverna com duração de pouco mais de uma hora. Já próximo à saída da caverna, presenciei uma cena e quis saber mais.

Uma senhora estava sentada na cadeira de um dos guardas da gruta e outra estava em pé, atrás da cadeira, com as mãos sobre o músculo trapézio – meio espaço entre ombros e o pescoço. Curiosa, me aproximei, esperei que terminassem e perguntei se ela estava aplicando Reiki. Para minha surpresa ela disse não saber o que era Reiki, nunca havia ouvido nem falar. Disse que não entendia por que as suas mãos curavam as dores de outras pessoas, mas que bastava as colocar sobre o local que as pessoas diziam que as dores passavam. A senhora que estava recebendo era de um grupo de estadunidenses e a que aplicava era de nacionalidade sueca. Essa é uma das muitas histórias que tornam as minhas viagens tão especiais e inesquecíveis.

O método Reiki foi criado pelo japonês Mikao Usui, nascido em 1865. Há registros de um dos últimos seminários que ministrou em

Shizuoka, no Japão, em 1925, mas não há registros oficiais sobre a data em que ele começou a aplicar e a ensinar esse método. O Reiki é um sistema natural de harmonização e reposição energética que mantém ou recupera a saúde por meio do toque das mãos em determinados pontos do seu próprio corpo ou no de outra pessoa. O fluxo de energia cósmica que o terapeuta reikiano sintoniza e direciona em suas mãos interfere no sistema de energia do corpo, interagindo com a frequência da estrutura molecular, proporcionando equilíbrio orgânico, tratamento e, dependendo da enfermidade, até a cura. Atua nos níveis físico, emocional, mental e espiritual, e não requer nenhum objeto ou equipamento, apenas as mãos. Lembra o instinto de tocar o nosso corpo com as mãos para confortar e diminuir dores. A técnica é tão simples que pode ser aplicada em qualquer espaço físico. E, justamente por sua simplicidade, algumas pessoas sentem a necessidade de ritualizar, acrescentar regras e cenários.

Reiki é uma palavra japonesa que identifica o Sistema Usui de Terapia Natural (USUI Reiki Ryoho), nome dado em homenagem ao seu descobridor, Mikao Usui. *Rei* significa universal e refere-se ao aspecto espiritual, à Essência Energética Cósmica que permeia todas as coisas e circunda tudo que existe. *Ki* é a energia individual que flui em todos os organismos vivos e os mantém. Quando a energia Ki sai de um corpo, ele deixa de ter vida. A energia Reiki é um processo de encontro dessas duas energias: a Energia Universal e a nossa energia física.[62]

Gostaria que o universo me propiciasse um novo encontro com essa reikiana nata que encontrei no Vietnã. Após eu lhe falar sobre o Reiki, ela demonstrou-se impressionada e disse que iria procurar fazer

---

62. DE' CARLI, J. **Reiki**: apostilas oficiais. São Paulo: Isis, 2017. p. 28.

a formação. Imagino o quanto a sua sensibilidade foi desenvolvida preparando-a para aplicações mais eficazes. Na minha fantasia, ela está proporcionando a cura a muitas pessoas.

Yoga

O estresse e a ansiedade nem sempre são problemáticos. Eles podem ser bons motivadores, nos ajudando a resolver problemas, nos incentivando a começar alguma coisa nova ou nos encorajando a seguir em frente. Sentir ansiedade é a maneira do nosso corpo nos mostrar que há algo em que devemos prestar atenção e com o qual precisamos lidar. Uma experiência de ansiedade pode se manifestar como inquietação, apreensão, crises de insônia e, dependendo da intensidade, até como depressão e síndrome do pânico. Alguns fatores relacionados à origem desses distúrbios estão citados no capítulo 7, que fala sobre memórias e traumas.

A investigação sobre o que está relacionado com os gatilhos que disparam essas sensações e emoções angustiantes certamente será mais eficaz se acompanhada de outras práticas energéticas que envolvem o corpo. Nos últimos anos, pesquisas ocidentais confirmaram que a prática de yoga contribui para restaurar o equilíbrio do sistema corpo-mente. Quem pratica yoga regularmente sabe que as práticas de *asana*, que são as posturas, e as de *pranayama*, que são as técnicas de respiração consciente, têm um efeito regulador nos sistemas de resposta ao estresse do corpo. Evoca o estado de Ser, desperta para a resiliência e reforça a confiança e segurança. Em outras palavras, a prática de yoga coloca o corpo em equilíbrio, e a Yoga Nidra proporciona um relaxamento profundo.

Terapias energéticas

Acupuntura

A medicina oriental se baseia em profundos conhecimentos dos princípios que regem o universo. Durante centenas de anos, muito antes de os cientistas ocidentais descobrirem as leis da Física Quântica, os asiáticos já consideravam a energia como o fator intrínseco à saúde e ao bem-estar. Utilizando instrumentos como agulhas de acupuntura, os médicos chineses testam os circuitos de energia de seus pacientes da mesma maneira que os engenheiros eletrônicos "consertam" uma placa de circuito, identificando as "patologias" elétricas. Eles desenvolveram a sofisticada acupuntura baseada na ideia de fluxo de *chi* por canais chamados meridianos.

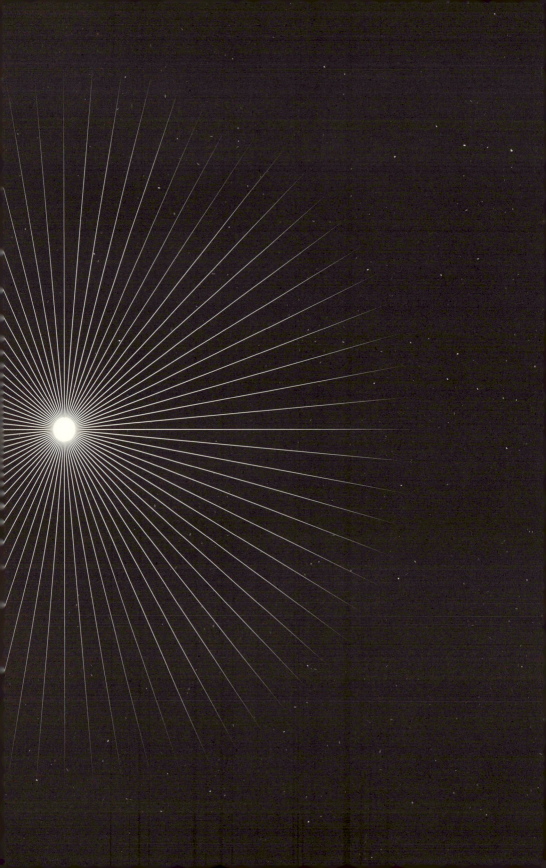

CAPÍTULO 12

Assumindo o controle

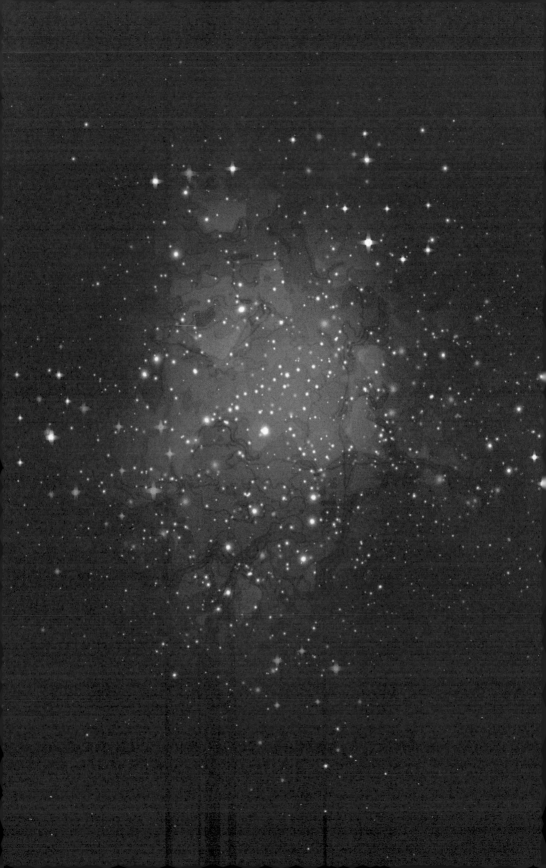

Se chegou até aqui, certamente pelo menos algumas das abordagens citadas fizeram sentido para você. E se, de alguma forma, existiu aprendizado e efetiva melhora na sua qualidade de vida, você faz parte do sucesso na realização do meu propósito. Parabéns!

Reconhecer e aceitar sua responsabilidade sobre sua saúde e bem-estar é uma sábia estratégia. Requer grande esforço e determinação para se autoconhecer, entender o funcionamento de corpo, mente e consciência e assumir o empenho e o efetivo desempenho do seu papel no teatro do universo, acreditando que escolhas e atitudes acertadas tornarão sua vida melhor e contribuirão para a evolução saudável do planeta.

A nossa mente é composta de dois elementos interdependentes que trabalham juntos, mas de identidade própria, com diferentes crenças e atitudes em relação à vida: a mente consciente e a mente subconsciente. Entre o estímulo e a resposta está o espaço da criatividade, que é a resposta da mente consciente. É ela que nos capacita a mudar a maneira como respondemos à vida, e se efetivamente

RESPONSABILIDADE CURATIVA

mudarmos a percepção sobre como viver, alteraremos os sinais que afetam a função das células. As células estão sempre bisbilhotando os nossos pensamentos. Há uma "mente" entre o ambiente e as células.

A outra mente, a subconsciente, é basicamente uma mente de hábitos e repetições. Na infância, desenvolvemos comportamentos observando outras pessoas. Quando conduzimos a vida com o subconsciente, estamos em comportamento automático, submetidos a programas que incorporamos de outras pessoas e de memórias traumáticas que não nos beneficiam. É preciso ficar atento para perceber quais programas do subconsciente estão nos sabotando.

Cada organismo biológico vive uma experiência singular. As escolhas do presente criam a história do nosso passado e do nosso futuro no universo pessoal. Pense na experiência de estar presente, de Ser presente. O aqui e o agora não são um momento no tempo, mas todo o passado e todo o futuro.

Para conseguir ser você mesmo, ser responsável por suas escolhas e pelo sucesso do que estabeleceu como meta, você precisa entender como seus corpos físico e energético funcionam e se tornar consciente do que você É.

Então, há algo de novo? Existe alguma coisa que é realmente nova, algo que você nunca viu antes? Esta é uma questão bastante importante, se você vai segui-la – para transformar todos os dias da sua vida em algo que você nunca viu antes. Isso significa um cérebro que se libertou de seu condicionamento, de suas características, de suas idiossincrasias e das opiniões, julgamentos e convicções. Pode deixar tudo isso de lado e realmente começar uma nova vida? Seria maravilhoso se pudéssemos fazer isso. [...] Nascemos, quer gostemos ou não, educados – o que pode ser um obstáculo também. Podemos mudar toda a direção de nossas vidas? Isso é possível? Ou estamos condenados para sempre a levar vidas estreitas, de má qualidade e sem sentido? Enchemos nossos cérebros e nossas vidas com algo que o pensamento montou.[63]

Acordamos com uma máquina, o despertador; nos locomovemos com máquinas, os carros; trabalhamos em frente a uma máquina, o computador; nos conectamos por máquina, o celular. Vivemos em um mundo mecanicista. Os medos, que são memórias do passado, e a ansiedade sobre o futuro nos condicionam a nunca estarmos conscientemente conectados com nós mesmos, com a nossa essência e com o que se passa ao nosso redor, e nos tornamos, de certa forma, objetos passivos da vida. Não desenvolvemos a habilidade de viver conscientemente o presente em harmonia com o aqui e o agora.

Não viemos ao mundo com um manual de instruções que nos informe como lidar com os desafios que enfrentamos todos os dias. A biologia convencional nos diz que somos reféns da nossa herança genética. Não digo que você deva ou não tomar essa declaração como uma sentença, ou que essa crença seja boa ou ruim, mas essa ideia está ficando obsoleta. A nova forma de pensar é que, uma vez que conhecemos, entendemos e acolhemos as novas descobertas que estão nos mostrando a extraordinária capacidade e o surpreendente potencial que temos em nós e que está sempre conosco, assumamos a gestão e o controle dessa inata fonte de sabedoria que nos disponibiliza as ferramentas para promovermos as mudanças em nossa saúde, em nossa vida e, por extensão, no planeta, de uma forma holisticamente saudável.

Cada ser sabe onde dói, mas precisa saber mais. É preciso ter curiosidade pessoal e um toque de ousadia para ir além da sabedoria do conhecimento convencional. Também é preciso estar disponível

---

63. Jiddu Krishnamurti (adaptado pela autora).

e ter coragem de abandonar o que lhe causa dor. Essa é uma tarefa pessoal e requer desapego, determinação, disciplina e resiliência. Cada ser tem seu tempo para despertar. Cada ser tem seu tempo para saber que precisa de ajuda e para pedir esse apoio. Cada pessoa sabe de si mais do que de qualquer outro. E como é sutil e frágil essa linha que separa a luta interna entre a ação e a resignação.

A fim de dar um salto em nosso estado de bem-estar, é preciso fazer apenas três coisas:

Cooperar com a sabedoria do corpo;

Não se opor à sabedoria do corpo;

Aprimorar a sabedoria do corpo.[64]

Fomos criados em uma cultura com muitos estímulos artificiais, efêmeros e descartáveis. Ante qualquer mínimo desafio, rapidamente voltamos para a nossa dimensão confortável, sem uma análise criteriosa do que é válido para nós. Optamos pelo mais fácil e pela entrega ao comando do outro na ilusão de que, não estando no controle, também transferimos a responsabilidade do fracasso e a dor da culpa para terceiros.

Não é mais segredo que o corpo é uma poderosa máquina biológica totalmente programável, capaz de funcionar como um canal de informação autorregulável. Ele se altera dinamicamente a cada experiência, reagindo com precisão aos desafios da vida – se nós permitirmos.

No contexto das enfermidades, o corpo possibilita realizar algo que, a priori, pode não fazer parte da sua homeostase. A fantasia só se diferencia da realidade quando pode ser manifestada, algo que o corpo

---

64. CHOPRA, D.; TANZI, R. E. **Supergenes**: ative o extraordinário poder do seu DNA para ter mais saúde e bem-estar. São Paulo: Alaúde, 2016. p. 246.

CADA SER SABE
ONDE DÓI, MAS
PRECISA SABER
MAIS. É PRECISO
TER CURIOSIDADE
PESSOAL E UM TOQUE
DE OUSADIA PARA IR
ALÉM DA SABEDORIA
DO CONHECIMENTO
CONVENCIONAL.

faz em cumplicidade com a enfermidade depois de receber informações tóxicas, traumas e conflitos de impactos emocionais. Ninguém escolhe a doença. Ela acontece quando não estamos suficientemente presentes e conscientes, quando permitimos a mente condicionada governar a nossa vida. Por isso, é importante a sabedoria na gestão das emoções, de como permitimos ao corpo lidar com elas. É o corpo, portanto, que tem a missão de reproduzir em forma de doença o que acredita ser a saída para seu conflito interno.

Reconhecer que por trás das patologias que nosso corpo somatiza estão as memórias traumáticas e os nossos próprios conflitos emocionais é o primeiro passo que nos convoca a nos responsabilizarmos por nossa própria habilidade de gerir a vida. Uma vez tomada essa decisão, é fundamental compreender que nossos conflitos internos programam essa poderosa máquina bioenergética que é o corpo, resultado último de um processo criativo que reconstruímos cada dia sem sabê-lo, pelo simples fato de respirar, pensar, sentir, desejar e atuar. Um processo que, na maioria do tempo, ocorre de maneira inconsciente, automática.

Se você está gravemente doente e está se sentindo incomodado com o que defendo, peço que você reflita se a doença não se tornou parte do seu sentido de eu interior e se, nesse momento, você está protegendo a sua identidade e também a sua doença. Avalie o custo-benefício dos ganhos secundários. Às vezes a doença se fortalece nos ganhos secundários e em um status de pertencimento a um determinado grupo. A circunstância que foi rotulada de "doença" não tem nada a ver com quem você é.

Aos que estão resistentes a uma mudança de paradigma, digo que não é fácil assumir a responsabilidade que representa reconhecer que, de fato, a grande maioria das enfermidades somos nós quem criamos ou das quais permitimos o fortalecimento por meio dos conflitos internos e dos resultados que vamos gerando ante a impossibilidade de processar, digerir, assimilar e gerir a experiência vital e os fatores que a compõem. O segredo está basicamente no nosso estado de presença, esse que não nos permite agir no automático ardiloso do inconsciente, que nos leva ao escapismo e à autossabotagem. Por mais que pareça que vem de fora, a doença está diretamente relacionada à nossa própria ausência, com os mecanismos desconexos que nos impedem de nos posicionarmos na vida – desde a liberdade de discernir até a capacidade de assimilar de modo saudável cada movimento que nos transforma.

Uma vez que mudamos essa perspectiva, podemos entender a vida como um processo completo de evolução contínua para a plenitude holística do ser.

Este livro foi impresso pela Edições Loyola
em papel pólen bold 70g em julho de 2021.